重症心身障害児（者）医療福祉の誕生

―その歴史と論点

岡田喜篤・蒔田明嗣 著

医歯薬出版株式会社

発刊にあたって

　昭和61年に北海道療育園に勤務した時，「重症心身障害」について何の知識もなかった私が初めて手にした本が「重症心身障害児の療育指針」（医歯薬出版）でした．第1章に書かれていた重症心身障害の概念や歴史に深く感銘を受けたことを今でも鮮明に覚えています．その簡潔ながら心に響く文章を書かれていたのが本書の著者である岡田喜篤先生でした．

　重症心身障害児（以下，重症児と略します）は，わが国独特の概念と言われています．児童福祉法によって定義された重症児は，専門の施設が整備されてその療育が行われてきました．当初は施設を中心として発展してきた重症児療育でしたが，50年以上の歳月を経た現在，医療や支援技術の進歩により「超重症児」や「医療的ケア児」などの新たな概念も登場し，また，めまぐるしく変化するわが国の福祉制度の中で，療育の実践の場も「施設支援」から「在宅支援」へと大きくシフトしつつあります．

　このような流れの中で，これまで体系立って構築されてきた「重症心身障害」の概念が，重症児の状態像の変化や，法律の改正などによる支援のあり方の変化などによって，徐々に曖昧模糊となっていくような危惧を，ここ数年私自身はひしひしと感じていました．今現在の重症児療育の姿があるのは，これまでの当事者や重症心身障害児（者）を守る会の活動と，多くの有名無名の行政，医療，福祉関係者や市井の方々の真摯な思いや情熱，実践の積み重ねの賜物であり，その歴史を決して忘れてはいけないという思いが増すばかりでした．そこで，長年にわたり重症児福祉協会や日本重症児学会でご活躍され，著書，論文，ご講演などを通じて重症児療育の理念，歴史を伝えてこられた著者にご無理をお願い申し上げてご執筆いただいたのが本書です．

　重症児医療や療育のノウハウについて書かれた本は，ここ数年で多数出版されましたが，本書はその知識や技術を発展させた基礎となる重症心身障害への深い想い，理念，思想など，人と人との関係性の中で生まれてくる福祉のあり方や歴史などについて学問的視点から書かれています．一つひとつの文章に著者の重症児への深い理解と温かい眼差し，そしてまた共生社会実現への強い意思を感じます．

　本書はそうした意味において，単なる歴史書ではなく思想書，哲学書であると言えます．人類の財産ともいうべき著書には，物事の本質について述べているものが多くあります．例えばナイチンゲールの「看護覚え書」が今日においても輝きを失

わないのは，看護の技術論に拘るのではなく，看護というものがアートであり，ケアであり，いたわりの行為であるという看護の本質を述べているからにほかなりません．そうした著書には，普遍性が宿っているのだと思います．

本書においても，重症児に関わり，共に歩むということは何を意味するのか，どのような人々のつながりや思いの中で「重症児」という概念が誕生し，その医療や福祉が発展してきたのか，そうした重症児療育の本質が記されています．そのことから言えば，本書は長く，多くの方々に読み継がれていくべき著書であると思います．さらに言えば，どのような医療や福祉も，文化に根ざした土壌の中から芽を出し，育まれ，花や実を結ぶものだと思います．特に重症児医療・福祉は先述しましたように，世界に類を見ない思想や考えに基づいて歩んできました．それはまぎれもなく日本社会が育んできた和の思想や共感・共助の思想に根づいており，そのことも本書から読み取ることができると思います．

現在の日本社会は，経済優先思想があらゆる分野に浸透し，格差や線引きや断絶が広がっています．そのことは医療や福祉の分野においても例外ではありません．そのような不透明感が増すわが国において，本書がこれまでそしてこれからの重症児療育に様々なかたちで関わってくださる多くの方々への精神的支柱の一つとなり，明日への療育の活力になることを切に願っています．また重症児支援に関わったことのない読者の方々にとっても，本書は現代社会において忘れてはならないもの，人が生きていく上で決して失ってはならないものは何かを教えてくれると信じています．

本書の発刊で私の願いの一つが叶いました．ただ，視力に不自由をかかえながらご執筆いただいた岡田喜篤先生には，ご負担をおかけしましたことを深くお詫び申し上げます．そして岡田先生の目となり，全面的に執筆作業をサポートして本書の完成に尽力された北海道療育園の蒔田明嗣氏，出版を快くお引き受けいただいた医歯薬出版と編集担当の五十嵐陽子氏に心から感謝を申し上げます．

社会福祉法人北海道療育園
副理事長　平元　東

はしがき

　約30年前に診断されながら，生まれ持った杜撰さが災いして，私の緑内障は，ここ数年の間に急速に悪化した．現在，左眼は完全失明，右眼視力は0.03という状況にある．文字との関わりは，大型の読書器と，視覚障害対応のパソコン画面のみに頼るという現状にある．

　そんな折，今から1年半ぐらい前，医歯薬出版の編集者と北海道療育園の平元東氏（法人副理事長，前施設長）から，本書執筆のお勧めを頂いた．正直なところ，嬉しかったし，心から感謝したいと思った．しかし同時に，到底無理だということも痛感させられた．もともと，通常の文章作成すらままならぬ自分である．まして文献や資料に目を通しながら筆を進めることなど至難の極みだと思った．それでも，視力が悪化する前までは，「いつの日か，まとめる機会があれば」と考え，折に触れて集めてきた文献や資料はかなりの量に達していた．ところが，ここ数年の間に4回もの引っ越しを余儀なくされ，その都度，集めた資料は，一部は散逸し，残っているものはいまなお未整理，当然，その所在も不確かとなってしまった．こうしたことから，執筆の目途はつかないと悟った次第である．

　しかし，両氏のお勧めは，そのことを承知のうえでのことだった．出版社の編集者は，私に関する資料や記録を手配すると言い，平元氏は，松尾彰久氏（法人専務理事）を介して，「法人の資料づくり」の一環として，執筆作業の応援を確約してくれた．

　かくして，本書の執筆は，やや変則的なお膳立てを得て始まったのである．まもなく，出版社からは，私自身が驚くほど多種多様なコピー資料が送付された．一方，執筆の具体的な作業には，松尾専務理事の部下で法人の機関誌編集や広報活動などを担当する蒔田明嗣氏（法人事務局総務課主幹）が指名された．そこで蒔田氏は，まず，出版社からの文献・資料並びに当方手持ちの資料を精力的に下読みし，内容に沿っていくつかのグループに類別する作業を開始した．これはかなりハードな仕事だと思われたが，彼は比較的短期間に難なく完遂した．次には，類別された資料を私へ読み聞かせるかたちで，内容の確認，そして全体の目次設定についての検討がなされた．この段階までも，蒔田氏の負担は尋常ではなかった．しかし，彼にはさらなる重荷を強いることとなった．それは具体的な文章作成の作業であった．彼は，私が求めた訳ではなかったが，可能な限り，私の癖のある文体や言い回し，あるいは文章リズムといったものを尊重してくれたのだった．一定量の文章が

v

できると，彼との間でさらなる読み合わせが行われ，細部にわたる修正が何回となく繰り返された．

　こうした作業を始めて間もなく感じるようになったことだが，本書の執筆主体は果たして私だけと言えるのか，戸惑いを覚えるようになった．確かに，執筆材料のほとんどは私に由来する．しかし，現在の私の状況では，それを形あるものとして構想し，言語化ないし文章化することは，たとえ無制限に時間を与えられたとしても不可能だと思われた．蒔田氏との共同作業は，ここ数年絶たれていた読書という栄養補給に恵まれ，気持ちが蘇ったようだった．それは，蒔田氏自身にとっても，知識欲，探求心を刺激され，文献・資料の収集に魅力を感じ，自らの思想の深まりを快しとしているようだった．元来，蒔田氏は，聴覚障害に詳しく，私自身も教えられることが多々ある．そして彼は手話通訳の名手でもあり，そのボランティア活動もまことに熱心である．

　私は，二人が執筆者と応援者というよりも，むしろ共著者として，立場を分かち合っていると思うようになった．そして蒔田氏は，私の提案を快く受け入れてくれたという次第である．

　ここで，お詫びしなければならないことがある．

　初期の重症児施設には，優れた理念と実践をもって，模範的な施設運営を実現した人たちがいた．執筆作業開始当時の構想では，この人たちについても，そのプロフィールを紹介するつもりであった．そしてこれら人物の一部については，その知人・友人に依頼し，資料をお送り頂いている．ところが，私の眼の具合がまことに煩わしくなり，日ごとに進む視力低下に加えて，7種類の点眼剤の副作用か，両内眼角の激しい痒み，しばしば突然に始まる水様性の鼻汁発作などに苦しめられることで筆が進まなくなってしまった．このため，本書では割愛せざるを得なかった．この点を深くお詫びするとともに，今後ある程度の時間的猶予を頂き，別の形でまとめたいと願っている．

　以上，多くの方々の温情に支えられて，ようやく出版されることになった．先に挙げた方々を含めて，本書の出版には北海道療育園の方々に格段のご厚意を賜った．深く感謝申し上げる．

岡田喜篤

重症心身障害児(者)医療福祉の誕生
―その歴史と論点

もくじ

発刊にあたって　*iii*（平元　東）
はしがき　*v*（岡田喜篤）

第 1 章　重症心身障害児(者)概念の成立前史 ………… 1

1. 医療，教育，福祉の概念と社会的役割について ………… 2
   (1) 社会基盤を支える医療・教育・福祉 ………… *2*
   (2) 自分の人生の中では誰もがみな主人公―共生の社会へ ……… *2*
   (3) 医療の変遷とサスティナビリティ ………… *4*
   (4) 看護とは「Art」ナイチンゲールの想い ………… *7*
   (5) 教育とは人間を発見すること ………… *9*
   (6) 社会の健全化と経済を支えるために ………… *9*
2. 日本の古代から GHQ 三原則にいたる福祉観と施策の変遷 … 11
   (1) 古事記にみる障害者観 ………… *11*
   (2) 大宝律令の中の社会福祉法「鰥寡条」 ………… *11*
   (3) 明治の恤救規則，昭和初期の救護法 ………… *12*
   (4) GHQ 三原則の意義 ………… *13*
3. 精神薄弱から知的障害へ，その概念の変遷と課題 ………… 14
   (1) 精神薄弱から精神遅滞へ，用語と概念の変容 ………… *14*
   (2) 「知的障害」という用語の意味について ………… *15*
   (3) 精神薄弱（知的障害）者の歴史を概観する ………… *16*
   (4) 精神遅滞の疫学的考察 ………… *21*
   (5) 人を大切にする社会づくり ………… *22*

第 2 章　重症心身障害児(者)福祉の変遷をたどる ………… 25

1. はじめに ………… 26

2. 小林提樹氏と島田療育園の誕生 …………………………………… 27
   (1) 慶應義塾大学小児科の障害児外来と小林提樹氏 ……………… 27
   (2) 日本赤十字社中央病院産院小児科と児童福祉法による
       乳児院の誕生 …………………………………………………… 27
   (3) 長期入院児に関する行政方針 ………………………………… 28
   (4) 乳児院の入院児に関する行政方針 …………………………… 29
   (5) 小林氏による問題提起と反響 ………………………………… 29
   (6) 親たちの集い「日赤両親の集い」 …………………………… 30
   (7) 財団法人日本心身障害児協会の設立 ………………………… 31
   (8) 島田療育園の誕生 ……………………………………………… 31
   (9) 指定重症児施設と国立療養所の重症児病棟への広がり …… 32
3. 全国重症児(者)を守る会の誕生と
   児・者一貫体制の確立 …………………………………………… 33
   (1) 全国重症心身障害児(者)を守る会の誕生 …………………… 33
   (2) 国立療養所に重症児病棟を併設 ……………………………… 33
   (3) 重症児施設の法制化が実現，児・者一貫体制の確立 ……… 35
   (4) 法制化に伴う国会の付帯決議と厚生省事務次官通達
       (発児101号) ……………………………………………………… 36
4. 重症児(者)支援の多様化と社会福祉構造改革以後 …………… 37
   (1) 重症児施設の増加と課題 ……………………………………… 37
   (2) 施設依存への修正議論 ………………………………………… 38
   (3) 措置制度から支援費制度へ …………………………………… 39
   (4) 支援費制度の破綻から障害者総合支援法の成立 …………… 39

第3章　全国重症心身障害児(者)を守る会の結成とあゆみ ……… 43

1. はじめに ……………………………………………………………… 44
2. 全国重症児(者)を守る会設立の背景 …………………………… 45
   (1) 日赤産院小児科外来と「両親の集い」という勉強会 ……… 45
   (2) 行き場のない障害児 …………………………………………… 46
   (3) 島田療育園の設立 ……………………………………………… 47
   (4) 重症児療育実施要綱について ………………………………… 47
3. 全国重症児(者)を守る会結成につながる社会情勢 …………… 48
   (1) ケネディの大統領就任と水上勉氏の寄稿文の反響 ………… 48

(2) 秋山ちえ子氏など報道機関のキャンペーン,
            伴淳三郎氏らの「あゆみの箱」運動 ················· *49*
   4. 全国重症児(者)を守る会の誕生 ······················· *50*
        (1) 小林先生の勧めにより親の会を結成 ················· *50*
        (2) 守る会の三原則 ································ *51*
        (3) 北浦貞夫氏と守る会の基本精神 ···················· *51*
        (4) 国際障害者年に制定した「親の憲章」 ················ *52*
        (5) 守る会記念大会にご臨席の両陛下 ·················· *54*
        (6) 守る会運動の経過 ······························ *54*
   5. 先駆者の想いと現代福祉の傾向 ······················· *57*
        (1) 先駆者の想いに学ぶ ···························· *57*
        (2) 糸賀一雄氏の著述から ·························· *57*
        (3) 色あせることのない先駆者と親の想い ··············· *60*
        (4) ひたむきな運動が社会の共感の輪を広げる ··········· *62*
        (5) 守る会の三原則と現代における
            サスティナビリティ概念 ························ *62*

第4章　重症心身障害児(者)と障害概念 ················· 65

   1. わが国の障害者基本法にみる障害の概念 ················ **66**
   2. 世界保健機構（WHO）による障害モデル ················ **67**
        (1) 国際障害分類（ICIDH）の障害モデル ················ *67*
        (2) ICIDH の課題と改定への努力 ····················· *68*
        (3) 国際生活機能分類（ICF）の生活機能モデル ·········· *68*
        (4) 医学モデルと社会モデルの統合 ···················· *70*
   3. 重症児(者)の概念の変遷 ···························· **71**
        (1) 重症児(者)概念の変遷と混乱 ····················· *71*
   4. 重症児(者)の英語表記について ······················ **75**
        (1) 日本では 1995 年に SMID を採用 ·················· *75*
        (2) PMD の概念について ···························· *76*
   5. おわりに ··· **79**

第5章　重症心身障害児(者)医療・福祉の歴史に忘れてはならない人びと …………………………… 81

1. 重症児福祉誕生以前における小林提樹氏の足跡 ……………… 82
    (1) 「重症児福祉」のはじまり ………………………………… 82
    (2) 母校の大学病院における障害児外来 …………………… 83
    (3) 小川氏の転勤と障害児外来の閉鎖 ……………………… 83
    (4) 母子から学んだこと ……………………………………… 84
    (5) 学位取得との決別 ………………………………………… 85
    (6) 結婚と長男の誕生と死 …………………………………… 85
    (7) 召集令状，そして極寒の満洲へ ………………………… 86
    (8) 長男の死をめぐる後日談 ………………………………… 87
    (9) 日赤産院小児科への赴任 ………………………………… 88
    (10) 学位取得への薦め ………………………………………… 89
    (11) 「日赤両親の集い」から「両親の集い」へ …………… 90
    (12) 小児科病棟・乳児院に対する行政処置 ………………… 91
2. 黎明期に奔走し，大きな足跡を残した人びと ……………… 92
    (1) 小林提樹氏 ………………………………………………… 92
    (2) 草野熊吉氏 ………………………………………………… 93
    (3) 糸賀一雄氏 ………………………………………………… 93
    (4) 北浦雅子氏 ………………………………………………… 94
3. 重症児医療・福祉に努力された人びと ……………………… 95
    (1) 岡崎英彦氏 ………………………………………………… 95
    (2) 江草安彦氏 ………………………………………………… 95
    (3) 大谷藤郎氏 ………………………………………………… 96
    (4) 有馬正高氏 ………………………………………………… 97
4. 小林提樹氏を支えた人びと …………………………………… 98
    (1) 島田伊三郎氏 ……………………………………………… 98
    (2) 中沢千代子氏 ……………………………………………… 98
    (3) 秋山泰子氏 ………………………………………………… 99
    (4) 植田悠紀子氏 ……………………………………………… 99
    (5) 山川常雄氏 ………………………………………………… 99
    (6) 上野　滋氏 ………………………………………………… 100
5. 北浦雅子氏を支えた人びと …………………………………… 100

(1) 小林提樹氏 ································· 100
　　(2) 秋山ちえ子氏 ······························· 101
　　(3) 有馬真喜子氏 ······························ 101
　　(4) 伴淳三郎氏・森繁久彌氏 ············· 101
　　(5) 内藤雅喜氏 ································· 102
　　(6) 尾高忠明氏 ································· 102
　　(7) 尾村偉久氏 ································· 103

第6章　重症心身障害児(者)の人権・権利思想 ··············· 105

1. はじめに ··· 106
2. 障害者の人権について ························· 107
3. 障害者の権利，尊厳，職員意識について ············· 109
4. 施設における人権問題 ························· 110
　　(1) 施設利用者をめぐる人権問題の背景 ········· 110
　　(2) 施設利用者の人権を守るために ············· 112
5. 重症児(者)の権利について ···················· 114
　　(1) 重症児(者)の権利が注目される背景 ········· 114
　　(2) 多角的な生活様式の選択を図ること ········· 115
　　(3) 疾病の診断・治療における本人の承諾 ······ 116
6. おわりに ··· 117

第7章　重症心身障害児(者)と自立概念について ··············· 119

1. 重度の障害者の自立に必要な諸要因 ········ 120
　　(1) 「自立」という用語について ·················· 120
　　(2) ノーマリゼーションと自立概念 ············· 121
2. 3つの自立概念について ························ 122
　　(1) 努力目標としての自立 ························· 122
　　(2) 「自ら生計を立てる」という自立 ··········· 122
　　(3) 自立生活運動における自立思想 ············· 124
　　(4) 既存の自立思想への反論 ···················· 125
　　(5) 自立生活運動が与えた影響 ·················· 126
3. 重度の障害者に対する新たな自立概念について ········· 127

(1)「主体的に生きる」をどうとらえるか……………………… *127*
　　(2) 日常生活における選択の主体性 …………………………… *128*
　4. 新しい自立に向けての支援 ………………………………………… *129*
　　(1) 支援のニーズに適した区分 ………………………………… *129*
　　(2) 自立支援の要件 ……………………………………………… *130*
　　(3) 新たな視点に立った制度の導入を ………………………… *132*

第8章　重症心身障害児(者)への倫理観の重要性 …………… 135

　1.「ケアの倫理学」について ……………………………………… *136*
　　(1) 応答的な関係の中で育まれる倫理学 ……………………… *136*
　　(2) 社会と結び合う倫理学 ……………………………………… *137*
　　(3) 医学の中の倫理学 …………………………………………… *138*
　　(4) 障害者と権利獲得運動 ……………………………………… *139*
　　(5) ケアの倫理学誕生の背景 …………………………………… *141*
　　(6)「自然なケアリング」と「倫理的なケアリング」………… *142*
　　(7) ケアリングの限界点 ………………………………………… *143*
　　(8) ケアリングの本質とは ……………………………………… *144*
　　(9) 哲学者キティの唱える「ケアの倫理学」………………… *145*
　　(10) ケアの倫理学の重要性 ……………………………………… *146*
　2. 障害者に対するケアマネジメントと倫理的課題 ……………… *147*
　　(1) 障害者福祉におけるケアマネジメント …………………… *147*
　　(2) いまなぜ倫理的課題か ……………………………………… *147*
　　(3) ケアマネジメントにおける倫理について ………………… *148*
　　(4) 職業的倫理について ………………………………………… *150*
　　(5) スーパービジョンの必要性 ………………………………… *152*
　　(6) 個人としての倫理問題 ……………………………………… *152*
　　(7) 方針決定についての責任 …………………………………… *155*
　　(8) ケアマネジメントと適性 …………………………………… *155*
　　(9) 現状改善への検討を ………………………………………… *156*
　3. 倫理観の確立の大切さ …………………………………………… *157*

第9章　重症心身障害児(者)と教育 ………………………………… 159

1. 障害児教育の歩み ……………………………………………… 160
   (1) 障害児教育を概観する ………………………………… 160
   (2) 知的障害児教育の原点・イタールとセガン ………… 160
   (3) 障害児教育の先駆的取り組み，聾教育の変遷をたどる …… 162
   (4) わが国における障害児教育の変遷 …………………… 167
2. 重症児(者)と教育 ……………………………………………… 173
   (1) 就学猶予・免除となっていた重度障害児 …………… 173
   (2) 重症児への教育の始まり ……………………………… 173
   (3) 養護学校義務制と重症児 ……………………………… 174
   (4) 重症児の教育から学ぶべきもの ……………………… 175
3. おわりに─今後の課題など ………………………………… 176

第10章　重症心身障害児(者)福祉の変遷から見る
わが国の障害児(者)福祉の論点 ………………………… 179

1. はじめに ………………………………………………………… 180
2. 重症児概念の混乱について …………………………………… 180
   (1) 「重症心身障害児」なる名称の登場 …………………… 181
   (2) 島田療育園開設当時の対象児 ………………………… 182
   (3) 補助金事業による重症施設の発足 …………………… 183
   (4) 政府による初めての定義について …………………… 184
   (5) 重度児対応を始めた他の障害児施設 ………………… 185
   (6) 「守る会」の結成と「発児149号」 …………………… 186
   (7) 国立療養所重症児病棟設置に伴う重症児(者)の定義 …… 187
   (8) 重症児施設の法制化に伴う定義 ……………………… 188
   (9) 日本重症児福祉協会の努力 …………………………… 190
3. 重症児の児・者一貫体制について …………………………… 192
   (1) 児・者一貫体制の意味 ………………………………… 192
   (2) 経験知としての児・者一貫体制 ……………………… 192
   (3) 欧米の「発達障害」に見る児・者一貫体制 ………… 193
4. わが国の福祉体制について
   ─ソーシャルワークへの期待─ …………………………… 195

xiii

（1）わが国の社会保障制度とソーシャルワークの欠如………… 195
　　（2）福祉的援助の構成要素 ………………………………………… 196
　　（3）改めて援助技術について …………………………………… 197
5. おわりに ………………………………………………………………… 198

　あとがき（蒔田明嗣）　*201*
　■資料　　重症児（者）の福祉に関連する動向（年表）　*205*

第1章

重症心身障害児(者)概念の成立前史

医療, 教育, 福祉の概念と社会的役割について

1　社会基盤を支える医療・教育・福祉

　人間に対して何らかの行為をなすことを目的として発達した学問といえば, 従来, 2つのものが知られている. すなわち, 医学と教育学である. 医学は, 人の健康問題を解決するための学問であり, 教育学は, 人の可能性を発見・発展させるための学問である. これら2つの学問に携わる者は, その重大さゆえに, 自らを厳しく律してきた.

　近年, このなかに新たな学問が仲間入りを果たした. 福祉学である. 福祉学は, 人の生活問題を解決するための学問である. かつて,「福祉とは, 社会的弱者に対する補完的サービスである」と言われた時代がある. しかし, 今日ではそのような考えは否定され,「すべての人を対象としてより豊かな生活を実現するために行われる, 個人と社会双方の営みである」と解されている. 医療, 教育, 福祉とは, 人間が生存する限り, 社会にとって欠くことのできない, いわばインフラであり, 社会における最も高度な対人サービスといえる.

2　自分の人生の中では誰もがみな主人公——共生の社会へ

　当然のことながら医学, 教育学, 福祉学の対象は, いずれも人間である. そこには共通の人間観がある. それは,「人間存在多様性の原則」といわれるもので, 平たく言えば「人は, 自分の人生の中では, 誰もが

みな主人公」という認識である．おそらく，人は誰しもが意識するしないに関わらず，自分についてそのように考えているに違いない．そうであるならば，この事実を互いに認め合う必要がある．

　すでにお気づきのことだと思うが，この節のタイトルであり，先に引用した言葉は，「主人公」という歌（作詞・作曲/歌：さだまさし）の中に出てくるものである．「小さな物語でも　自分の人生の中では　誰もがみな主人公」と歌われる．さだ氏自身の人間観を込めて作られたと思われるこの歌詞であるが，それは，人を選ばず，あらゆる人を肯定的に受け止め，その人の存在を尊重することであり，医療，教育，福祉における人間観を示している．

　人間とは，まことに複雑な仕組みをもつ存在で，特別な場合を除き，その人固有の特徴を持っている．個別的で，微妙で，一方的で，時に激しく，時に強固で，しばしば状況によって大きく左右される．感じることも，思うことも，願うことも，行うこともさまざまである．しかし，そのような外面的な特徴を捉えて，その人の存在価値を論じようとするとき，私たちはしばしば重大な過ちを犯す．人の存在価値に軽重はなく，すべての人が，存在価値においては等しいと考えなければならない．少なくとも，医療，教育，福祉といわれる営みは，そのような人間観に支えられている．それは，究極のところ，「人は生きているだけで尊い」というべき思想であり，「共生の原理」でもある．

　ただし，このような思想が理念的には正しいとしても，現実の生活場面で必ず実践できるかといわれて，これを肯定することはきわめて難しい．この21世紀に，高度な文明を謳歌しつつ，人間だけが繁栄を続けることが可能か否か，厳しく問われているからである．

　私たちは，いま，人について，社会について，そして地球について，同時並行的に深く考えなければならないと思う．その場合でも，先に述べた「共生の原理」は守らなければならない．もし，人の存在価値に格

差,切り捨ての思想を導入するとしたら,その時点で人類の滅亡が始まるからだ.

いま,日本を含めて世界中が,何らかの「危機」を感じて迷走している.大国はエネルギーその他の資源や食糧の独占を図り,先進国も発展途上国も,自らの経済的優位性を目指して熾烈な競争に奔走している.その結果は,格差,貧困,不満,憎しみ,争い,対立,戦争,核兵器の危機を増大させ,やがては,人類滅亡だけでなく,生命体すべての絶滅を招来する恐れがある.

2011(平成23)年3月11日に発生し,死者15,894人,行方不明者2,561人〔2016(平成28)年3月10日現在〕を出し,福島第一原子力発電所事故をももたらした東日本大震災で被災した人たちは,極限の苦しみの中で,礼節を忘れず,自分よりも周囲の人たちを気遣った.人びとは,すべての人と共に生きようとしたのだった.パニックを起こさず,掠奪することもなく,また,便乗値上げもなかった.東日本大震災ならびに原発事故から,私たちは,改めて共生の大切さを学んだ.いま,何よりも大切なことは,共生の思想を共有することであろう.現在の世界的混迷をみるとき,共生の思想は,積極的な意味を持っている.

3 医療の変遷とサスティナビリティ

医療とは,原理的には「医学の成果を人に応用する行為」である.もちろん,医療はそれだけで成立するものではない.むしろ,今日的な医療には,医学の成果のほかに,さまざまな要因が大きな影響を与えている.

現在の医療は,医術,看護,マネジメントの3つの要素から構成されている.歴史的にみれば,医術中心の医療が長く続いたが,19世紀半ばから,看護の重要性が認識されるようになり,特に第一次世界大戦

以後，組織的看護の存在はきわめて大きな役割を果たしている．そして，今日では，医療の社会的責任の増大に伴い，専門的マネジメントの意味が確実に浸透しつつある．

現在のわが国の医療は，伝統的な東洋医学に基づくものとは異なり，西洋流の医学・医療が主流となっている．その西洋流の医療の歴史を概観すると次のように整理することができる．

❶ 原始時代（〜6世紀ごろ）

呪術的医療の時代．病の原因は，基本的に神の罰，悪魔の呪い，悪霊の憑依などとされた．そのため，神への赦し乞い，悪魔退治，悪霊払いなどが治療として行われた．今日からみれば非常識な行為ではあるが，当時としては目的が治療である限り，それは正当な医療行為であった．

❷ スピタールの時代（6・7世紀〜13世紀）

スピタール（Spital）とは，キリスト教的博愛主義による救済活動を行う宿泊所のことで，主として女子修道院によって支えられた．いつでも，誰でも，どんな理由でも，助けを求めて訪れることができたという．貧しい人，行き倒れ，難病，障害者，高齢者などに対して，体を洗い，温かな食事と寝具が用意され，病人には医者（多くは男子修道士）が呼ばれた．その基本思想は人間救済で，今日の医療と福祉の原型をなしていた．

日本画家の故東山魁夷画伯は，ドイツ・ロマンティック街道にあるローテンブルクの古いスピタールに残る門標のラテン語を日本に紹介したことでも知られている．それは，

"Pax intrantibus, Salus exeuntibus" というもので，画伯は，「歩み入る人には安らぎを，去り行く人には幸せを」と訳された．「現代医療にスピタール精神を」と言われるのは，この精神を指している．

❸ ホスピタルの登場（13・14世紀〜）

やがてスピタールは，呼ばれた医師の意向により，病人だけを受け入

れるようになった．SpitalからHospitalへの変身である．今日，西欧の医史学書や看護の歴史資料などに出てくる歴史上の「病院」は，その多くがスピタールであり，近代的な病院として知られるもののなかには，かつてのスピタールから発展したものも少なくない．スピタールからホスピタルへの変身は，同時に，新たに必要となった社会福祉施設の誕生を促すこととなった．こうした経緯からみる限り，医療も福祉も根は同じで，基本的には福祉であった．

❹ 看護重視の医療（19世紀後半～）

看護重視の発端は，周知のように，フローレンス・ナイチンゲール（Florence Nightingale）のクリミア戦争における活躍にある．ただし，ナイチンゲールは，当時すでに統計学者ならびに衛生学者として広く知られており，クリミア戦争（1853～1856）での活躍は，決して狭い意味の看護に特化していたわけではない．

看護の重要性は，以後ますます高まるばかりで，今日では，「病院の病院たるゆえんは，組織的看護が提供される点にある」とまで言われるようになった．

❺ マネジメント重視の時代（20世紀後半以後）

医療を構成する3つの要素のうち，マネジメントの重要性は，科学技術の高度化と医療のスピタール精神の回復を求める社会的要請の高まりとともに，強く認識されるようになった．それは単に財政的健全化だけでなく，今日広く叫ばれるようになったサスティナビリティ・マネジメント（Sustainability Management：持続可能性に基づくマネジメント）を意味している．今日，サスティナビリティは，「サスティナビリティ」のまま，または「持続可能性」と訳され，むしろ流行語に近い語感すら伴っている．しかし，本来的な意味で捉えるならば，厳密な概念理解が必要である．事業のサスティナビリティとは，単なる持続可能性ではなく，その事業自体が現在および将来にわたって，人びとや社会に

とって妥当性をもち，事業遂行にあたっては，十分に道徳的・倫理的であり，環境に対しても適切な配慮がなされ，事業の健全性が持続されるという意味の「持続可能性」である．事業主体が社会的責任を全うすること，それを保証するのが Sustainability Management である．

　以上，西洋における医療の歴史を概観したが，病理学者の飯島宗一氏は，医療に携わる者に対して，「その属性を自覚する必要がある」[1]と説いた．それは医療のもつ優越性と不完全性である．医療を提供する者は，医療を受けようとする人に対し，優越性を抱きやすい．この点を厳しく自戒しなければならない．また，医療とは常に不完全なものである．いま最高の治療とされる方法も，将来的にはさらに優れた方法が開発されるというのが医療の歴史の常である．こうした科学技術としての不完全性のほかに，個人としての経験の浅さ，人間性から来る不完全性も存在する．このような飯島氏の指摘は，医療に携わる者にとって忘れてはならないことであり，すべての対人サービスの提供においても必要な認識と言わなければならない．

4　看護とは「Art」　ナイチンゲールの想い

　看護とは何だろうか．看護とは，「ケア」と呼ばれることがあるが，今日「ケア」という言葉は実に多義的に使われているので，「看護とはケアのことである」と言っても全面的に納得する訳にはいかない．
　筆者はかつて聖路加病院の看護部長をされ，聖路加看護学校の短期大学主事（現在の学部長職）であった前田アヤ氏の定義がわかりやすくて妥当だと思っている．すなわち「看護とは，人びとの健康上の問題を解決するための支援活動であって，科学であり，アートであり，専門職業である」[2]というものである．この定義は，おそらく，フローレンス・

ナイチンゲールの看護の思想に等しいのではないかと思う．大切なことは，医療が治療や指導を重視せざるを得ない活動であるなかで，あえて「支援活動」であると宣言している点にある．看護とは，本質的に患者の側に立つことを前提としているのである．西洋の看護は，間違いなく，スピタールに源をもつと思われるが，今日においても，その思想は脈々と受け継がれているのである．

いまひとつ，看護は科学であり，アートであると言う．看護における高度な科学性は誰も否定しない．あえて「アートである」という点に，筆者は看護の本質をみる思いがする．英語のArtという言葉も実に多義的である．英和辞書によれば「技術，技能」という意味があることは確かである．ナイチンゲールもArtという表現を使っており，それを，わが国の専門書の中では「技術」と訳している場合がしばしばある．門外漢の筆者が反論を試みるのは僭越であり，戸惑いもあるが，筆者はあえてアートを「芸術」ないし「美しさ」を意味するものと解したいと思っている．

オックスフォード大学では「役に立たない学問ほど威張っている」と考える伝統がある．「万有引力はニュートンがいなくても，いつか誰かが発見したに違いない．相対性理論はアインシュタインがいなくても，いずれ誰かが提唱しただろう．しかし，システィナ礼拝堂の天井画はミケランジェロがいなければ描かれることがなかったし，レオナルド・ダ・ヴィンチがいなかったらモナリザの絵は存在しない．だから，哲学，芸術の価値は計り知れない」という理由である．そのような伝統を持つ英国の知識人が，しかも統計学者として，また衛生学者としても広く知られていたナイチンゲールが「技術」という意味でArtを使うことは考えにくいのである．

看護という具体的な支援活動は，科学的であるとともに，芸術性ないし創造性を伴い，かつ美しい姿であることを求められるものであろう．

看護とはアートであるべきだというのは，このように深い意味をこめての表現ではないかと思う．

5　教育とは人間を発見すること

人の可能性を追求するのが教育であるが，その基本は何であろうか．かつて理論物理学者の坂田昌一氏は，「研究とは真理の発見であり，教育とは人の発見である」と述べた．この言葉は，教育の本質を指摘した名言であると思う．何かを修得させ，あるいは一定のレベルに到達させることは，必ずしも教育そのものではない．それは教育の結果として，もたらされる状態を指していると言えよう．「人を発見しようと努力することが教育である」とするならば，私たちは，まず「相手をいかに理解するか」が問われることになる．英語では「理解する」ことを understand という．この語源については言語学者の間でも定説はないようだが，ある辞書によれば，「stand under」からだとされている．「下に立って相手をみる」ことが理解の基本という意であろうか．このことは私たち，医療や福祉に携わる者にとっても自戒すべき事柄である．

6　社会の健全化と経済を支えるために

周知のように医療，教育，福祉の領域においては，複雑かつ困難な課題が山積している．しかし，医療，教育，福祉とは近代社会における人びとのセーフティネットであって，人類が存在する限り，欠くことのできない「社会的インフラ」である．それは同時に，社会の健全性維持のためにも大きな役割を果たすものであることを忘れてはならない．

誰もが安心，安全に暮らすことができる社会にするために，医療，教育，福祉を充実させることは不可欠だと思われる．しかも，わが国のよ

うな成熟社会においては，さまざまな課題を抱える病者，各人に適した職業教育や生涯教育を希望する人たち，あるいは福祉的ニーズをもつ高齢者や障害者などは，少なくない．こうした人たちは一見すると，社会の負担を増大させるだけの人たちと受け取られやすい．しかし，実際には，こうした人たちこそが大切な社会資源であることは，以前から広く知られている．すなわち，成熟社会においては，大規模な産業や貿易が期待できなくとも，上記のような人がいればこそ，一定の安定的な雇用が確保される．

　その経費の大部分は人件費であり，それは必ずや生活費として消費される．その結果，身近な地域社会は経済活動が活性化され，やがては内需を支えるようになる．建物，橋，道路など多額の予算が投入されても，人件費として消費されるのはごくわずかであり，大半は材料費や企業収益となるため，ほとんど地域経済は活性化されないのである．

　犯罪を減少させ，経済を支え，人びとが安全，安心を確保するために，医療，教育，福祉の充実は不可欠である．「経済あっての福祉」，「企業利益あっての福祉」という視点を否定するつもりはないが，社会の成長段階によっては，別の視点に立って，社会の健全性を維持，発展させることが重要である．

2 日本の古代からGHQ三原則にいたる福祉観と施策の変遷

1 古事記にみる障害者観

古事記によれば「イザナギとイザナミの最初の御子には手足の骨がなく，水蛭子（ヒルコ）と名づけられ，葦の舟に乗せて流された……」と記されている．また，第二子は淡島（アワシマ）と言い，病弱で通常には育たなかったとされているが，「これも御子の数には入りません」と記されている．

現代の医学で言えば，水蛭子は重症心身障害児，淡島は知的障害児と言えるだろう．神代では最初の子どもが障害児であるということは，何を意味するのであろうか．また，障害児を川に流すという行為は，障害児を見捨ててしまったということなのであろうか．神話であり，これには諸説あると思うが，全国に水蛭子を祀った神社が多くあり，淡島も同様に淡島神社の起源ともされている．そのことから考えれば，川上から流された障害児は川下で拾われ神として大切にされた，そうした日本人の心性，障害者観をここから垣間見ることもできるのではないだろうか．

2 大宝律令の中の社会福祉法「鰥寡条」

古事記は西暦712年に完成し，天皇家の神話や歴史が物語として描かれている．その時期は西暦紀元前数百年から6世紀の推古天皇時代

の頃までとされている．また，日本で最初の正史である日本書紀が編纂されたのは720年で，この時代は，わが国の歴史の中では大宝律令（701年）時代と呼ばれる時期にあたる．大宝律令とは，わが国が中央集権体制のもとに初めて整備した法体系で，この中には障害者や困窮者に関する条文もみられる．

戸令の中の「鰥寡条」がそれで，鰥寡とは，「妻を失った男と夫と別れた女」を意味する．鰥寡条が対象とする人は，鰥寡，孤独，貧窮，老疾などで，障害者は老疾に属する．さらに重度の知的障害者は，癡と呼ばれていて，救済の対象となっていた．しかし，わが国の社会保障制度の歴史に詳しい宇山勝儀氏によると鰥寡条は中国大陸の法体系を翻訳したもので，実際の運用はほとんどなく，もっぱら家族扶養の伝統が優先されたという[3]．

3 明治の恤救規則，昭和初期の救護法

鰥寡条は，その後の時代にも制度だけは残ったが運用はされず，1874（明治7）年の「恤救規則」の制定まで続いた．恤救規則は，貧しい人や障害者に米代を支給するという制度であるが，この制度も鰥寡条と同じく，ほとんど運用はされなかった．また，1929（昭和4）年には「救護法」が制定されたが，この法律の公布に伴う通知文には，「従来の恤救規則と同じく，家族制度・隣保相扶を尊重しつつ救護することが，我が国古来の醇風美俗であること」とあり，家族扶養の伝統がここでも唱えられた．

つまり，わが国の障害児者の福祉制度は，皇族や宗教，また篤志家や一部の藩や府県による非公式な救済活動はあるものの，大宝律令時代の鰥寡条，明治時代の恤救規則，昭和初期の救護法という経過をたどりながらも，運用はほとんどなく，国の制度による福祉的援助は基本的に存

在せず，実に1,000年以上にわたって制度の形骸化が続いていた．その問題の解決にはもっぱら家族扶養の伝統に委ねられてきたのである．

4 GHQ三原則の意義

わが国が実質的に福祉制度を構築し運用を始めたのは，第二次世界大戦で無条件降伏して終戦を迎え，連合国軍最高司令官総司令部（GHQ）の占領下に置かれるようになってからである．GHQの占領は1945（昭和20）年8月から始まったが，福祉に関する具体的な動きは，1946（昭和21）年2月以後のことであった．すなわちGHQが日本政府に発した指令，いわゆる「GHQ三原則」に基づく福祉体系の発足であった．ちなみに，わが国が連合国軍の占領を解かれたのは1952（昭和27）年4月，つまりサンフランシスコ講和条約の発効以後のことであった．

GHQ三原則とは，スキャピン（SCAPIN）775と言われる指令を指す．ここに示された項目は正確には四原則であったが，そのうちの2項目は内容が重複しており，日本では「三原則」と呼ばれるようになった．三原則の第1は，無差別平等の原則，第2は，国家責任明確化の原則，第3は，必要経費非制限の原則である．こうした原則に基づいて構築されたのが，戦後半世紀以上を支えた措置制度であり，法律に基づく福祉体系であり，それを実行する専門組織として誕生した社会福祉法人であった．

以上のような背景で整備された法律の中で，旧生活保護法，児童福祉法，身体障害者福祉法という3つの法律が，当時，福祉3法と言われた．これらの法律は，混乱した戦後の社会の中で，人間救済的役割を課せられた法律であった．

精神薄弱から知的障害へ，その概念の変遷と課題

 精神薄弱から精神遅滞へ，用語と概念の変容

　元来，わが国では精神薄弱という用語が使われてきたが，国際的には精神薄弱という概念ならびに用語はかなり以前から使われていない．1876年以来，精神薄弱あるいは精神遅滞の定義や分類については，アメリカ精神薄弱学会〔1987年のアメリカ精神遅滞学会（American Association on Mental Retardation；AAMR）を経て，2007年に「アメリカ知的・発達障害学会（American Association on Intellect and Development Disabilities；AAIDD）」と改称〕が世界をリードしてきたが，その学会は，1959年以後，精神遅滞という概念を採用している．

　周知のように，精神薄弱というのは知能指数（以下，IQと略す）だけで判定する概念である．発達期，すなわち18歳までに一定水準以下の知的機能であれば，それを精神薄弱と呼んでいた．しかし，境界線上にある人たちや，あるいは軽度の人たちの場合，そのような概念はしばしば意味がないという認識が強まり，1959年以後は，単にIQによるだけではなく，同時に適応行動にも障害がある場合を取り上げて定義し，これを精神遅滞と呼ぶことになった．すなわち，精神薄弱と言っていた時代はIQだけで規定していたが，精神遅滞になってからはIQと適応行動という2つの条件で規定することになったのである．例えばAAMR−10（2002年）では，「知的機能（知能）が平均より2標準偏差以上低いこと，また，同時に適応行動の3領域の少なくとも1つの

領域の得点，または，すべての領域の総合得点が平均より2標準偏差値以上低いこと」と定義された．

わが国は，世界の趨勢が精神薄弱から精神遅滞へ変わったにもかかわらず，精神薄弱という用語をそのまま使ってきた．しかし，実際の臨床現場や児童相談所での判定に際しては，むしろ欧米流の精神遅滞の概念を使用してきたのが実態である．つまり，精神遅滞の概念を受け入れながら，用語としては精神薄弱を使ってきたわけで，その時点ですでに精神薄弱という名称は適当でないことは明らかであった．

2 「知的障害」という用語の意味について

「精神が薄く弱い」という表現は，確かに差別的であり，人間を侮蔑した言葉とも言え，好ましい用語ではない．したがって精神薄弱という用語を変えるべきだという意見は当然のことである．ところがこれに代わる用語として，「知的障害」が提案された．マスコミや当事者の声などの後押しもあって，「知的障害」という用語は短い期間に多くの支持を得るようになった．

しかしながら，「知的障害」という用語が精神薄弱に代わり得るかというと，少なくとも理論的には無理があると言わざるを得ない．なぜなら知的障害は，知的機能の障害すべてを意味する言葉だからである．例えば老人性認知症も外傷性認知症も知的障害の1つであるから，知的障害とは，精神薄弱を含む多くの知的機能の障害の上位概念なのである．そこで正確には「知的発達障害」が正しいという提案がなされた．そして本来なら知的発達障害と言うべきであるが，これが長い用語なので，一般に使用する場合には「知的障害」と略称したらどうかという提案があったが，その後，わが国では，十分な議論がなされないままに，なし崩し的に「知的障害」が採用されるようになり，現在に至っている．

3 精神薄弱（知的障害）者の歴史を概観する

1 古代・中世・近世の精神薄弱者観

　ここで，欧米を中心に精神薄弱者（ここでは歴史的要素を考慮して用語を「精神薄弱者」に統一する）の歴史について概観してみたい．

　精神薄弱者は，人類の歴史とともに存在していたと考えてよい．事実，ヒポクラテスの時代（紀元前400年前後）にも，あるいは，わが国の古事記や日本書紀の中にも精神薄弱者の記録が残されている[4-6]．これら古代においては，精神薄弱者が必ずしも精神薄弱として注目されたわけではなく，さまざまな障害とともに弁別されないまま，「社会的低格者」とみなされていた（肢体不自由，小人症，先天奇形，てんかん，精神病，感覚障害などともに）[7]．また，時代が古いほど問題とされたのは，基本的に重度・最重度の障害を持つ人びとであった．

　こうした障害児者が何故に注目され，何故に処遇の対象になったのかを考えると，それは社会的見地からで，多くは社会にとって好ましくない存在としての扱いを受けていたといえる．このような，いわば社会防衛的観点からの精神薄弱者観というものは，古代・中世・近世を通じて基本的な流れであったと思われる．もちろん，時代や文化圏の違いによって具体的状況はさまざまであった．例えば，同じ古代ギリシャでも，スパルタにおいては，精神薄弱者は抹殺されるべき存在であったが，アテネにおいては保護され，慈しまれるべきものとされていた．

　中世の欧州では，精神薄弱者が，悪魔の化身と見られた一方で，神聖なるものとして崇められることもあった．また，キリスト教的博愛主義は，先に述べたように精神薄弱者に限らず，病者，障害者，孤児，浮浪者などを無条件に受け入れる施設（スピタール）を生み，主として修道女たちにより維持された．このスピタールは，現代における社会福祉施設ならびに病院の原型であると言える．

精神薄弱者を保護し，あるいは神聖視するという傾向は東洋においてもみられた．これは孔子の教えや仏教の思想に見られるし，古代のわが国にもうかがえる[8]．しかし，以上のような事実があったとはいうものの，全体的な趨勢は，精神薄弱者を好ましからざる存在として疎んじるというものであった．それはある時期まで（むしろ，ごく最近，ことによれば現在でさえ）社会の近代化とともに顕著になっていったと言える．

❷ 19世紀前半における精神薄弱者の療育の台頭

　医学における精神薄弱者に対する歴史はまことに短い．しかし，医学と密接な関連を有し，医療の中核部分を形成する看護においては，スピタールの例にみるように，輝かしい歴史を持っていることを強調したいと思う．しかし，社会的視点以外から精神薄弱者への接近を試みたのは，教育的視点からのもののほうが早かった．すなわち，精神薄弱者に対する教育的実践の最初はコメニウス（J. A. Comenius）[注]によるもので1657年のことである．しかし，今日の精神薄弱者への「療育」の源流は，何といっても「アヴェロンの野性児」について独創的努力をなしたジャン・マルク・G・イタール（Itard, Jean Marc Gaspard）であろう[9-11]．

　1799年，フランス・パリの郊外にあるコーヌの森で，3人の猟師によって保護された少年がいた．年齢は11～12歳と推定されたが，この少年は5～6歳の頃に森に捨てられ，以後は動物たちと生活してきたものと考えられた．当時，フランスはナポレオン政権の時代で，ナポレオンの弟のルシアン・ボナパルトが内務大臣を務めていた．彼は学問や教育に熱心で，この少年を国の責任において保護しようと考えた．その少年に大きな関心を抱いたのが，軍医でもあり，国立聾唖院の嘱託医でもあったイタールであった．イタールは，5年間この少年にいろいろな試

注1) コメニウス（1592-1670）：障害児への教育の必要性を最も先駆的に推進した教育者．また，生涯教育を初めて体系的に語った教育者でもある．主著に「大教授学」「世界図絵」など．

みを行った．当初予想していたような結果（つまり正常な子どもになるという期待）が得られなかったために，彼はこの少年から離れていくが，今日，われわれが使用する「療育」という概念は，このイタールの努力と人間観に基づいている．すなわち，この少年を他の子どもと比較し，その子どもと同じような状態にもっていこうとするのではなく，その子どもにとって価値のあるものを見つけていこうと努力することこそが重要だという考え方である（第9章　ジャン・マルク・イタールの療育思想を参照）．

　こうして今日の「療育」（「治療教育」といってもよい）の原点というべきものは，19世紀の前半に確立された．しかし，残念ながらそれ以後，障害児たち，なかでも精神薄弱児たちは，暗い時代を迎えることになる．それは，例えば，米国のヴァインランド・スクールのヘンリー・ゴダードによる著書「カリカック・ファミリー」によって，精神薄弱者の遺伝的な側面から社会的脅威をあおる風潮が起こる（のちに全くの間違いであることが証明された）など，その当時台頭してきた遺伝学及び優生学によって，精神薄弱者は社会に害を及ぼす存在として理解されるようになったからであった．

❸ 施設至上主義の時代（19世紀後半〜20世紀前半）

　こうして「社会悪」とされてしまった精神薄弱者は，やがて優生学によって断種術の対象とされたり，隔離収容の対象とされたりするようになった．そして，施設づくりが盛んに行われるようになった．隔離収容主義に賛成したのは，ただ単に遺伝学者だけではなかった．特に1905年に開発された知能テストは，それを使用した結果として，精神薄弱児の教育の可能性を否定することとなった．つまり，いくら教育しても知能障害を改善することはないから，教育は無駄であると説いたのは心理学者たちであったと言われる．

　一方，心ある慈善家たちも結果においては同じ役割を果たすことに

なった．すなわち，精神薄弱児たちを深い愛情で育てても，社会に出せば偏見や差別の中で不幸な結末になってしまうという現実を見て，やはりこの子どもたちは，社会に出すよりもその生涯を温かく見守っていくようなコロニーが必要だと考え，施設づくりを推進したのであった．19世紀後半から20世紀前半にいたる1世紀は，以上のような事情が絡み合って施設至上主義が大きく支配するようになった．

④ 20世紀後半にみる施設至上主義からの脱却

1950年に結成されたアメリカ精神薄弱児親の会は，子どもたちの人権尊重を強く訴えた．その訴えは多くの人びとの共感を呼び，社会の支持を得ることができた．以来，無目的に施設に隔離収容することへの批判が強まった．

1961年，ジョン・F・ケネディが第35代アメリカ合衆国（以降，米国）大統領に就任した．彼の同胞に知的障害者がいたということもあって，大統領に就任してからの彼は，政治課題に障害者問題を掲げた．同時に，20世紀末までに，大規模公立施設に収容されている精神薄弱者の3分の1を家庭や地域社会に戻すこと，精神薄弱の発生を2分の1に抑制することを政治目標として発表した．米国大統領が障害者問題に強い関心を表明したことは，世界中に大きな影響を与え，世界各国が障害者問題に関心をもち，新しい施策を展開した．米国においては1960年代半ばから脱施設政策が進められ，同時に脱巨大施設政策も推進された．統計的には，1965〜66年頃から，公立施設の入所者数が減り始め，施設の規模も次々と縮小され，場合によっては閉鎖される公立施設も出てきた．大規模公立施設に関する限り，1980年の時点で，入所者数最多時期の3分の1が見事に退所している．

⑤ ノーマリゼーション思想の台頭

米国においては，脱施設・脱巨大施設施策が進行する中で，1970年前後，デンマークやスウェーデンなどの北欧諸国からノーマリゼーショ

ンの思想が伝えられた．ノーマリゼーションの北欧型の初期概念は，入所施設を前提とした処遇のあり方を示すものであったが，米国に上陸してからのそれは，従来からの脱施設・脱巨大施設政策と結合して，瞬く間に施設否定の色彩を強くもつ思想として発展していった．

　わが国に，ノーマリゼーションが具体的な影響力を伴って紹介されたのは，米国経由のもので，それは1970年代の半ばであった．したがってわが国が受け入れたノーマリゼーションは，施設否定の意味合いの強い思想であったと言える．そしてわが国では大多数の人びとがノーマリゼーションの思想を強く支持しているという現状にある．

　ただし，わが国のノーマリゼーション思想の特色は，北欧の初期概念と米国型の施設否定的ノーマリゼーションとの折衷型だと言われている．それは，何に起因するのだろうか．おそらく，わが国の社会の仕組みに大きく関係しているように思われる．わが国は伝統的に家族制度の中で，さまざまな生活上の問題を解決するという実態にあった．そのため社会に対する信頼が十分に育っていない．例えば欧米と比較した場合の税に関する意識においても，北欧諸国の国民は「税は自分に返ってくるもの」と認識している人が多いのに比べて，わが国の場合は，「税金は取られてしまうもの」との意識が強いといわれている．このように，社会に対する信頼が根本的に相違していると言わざるを得ない．

　一方で，わが国は障害の非常に重い人や著しい行動障害を持つ人に対して，いち早く取り組みを始めた国だと言えるのではないだろうか．今日，欧米において，超重症児と言われる人や著しい行動障害を示す人は，ほとんどが病院に入っていると言われており，ようやくわが国でいう重症心身障害児の一部について，施設対応が試みられるようになった．デンマークでも，重症心身障害児のための施設ができたという．デンマークは，ノーマリゼーション発祥の国ではあるが，そこは終生入所を基本としていると説明されている．

こうした実態をみると，特別なケアを要する人にとっては，欧米においても，やはり長期に安定したケアを提供する入所施設が必要であることは間違いのないところである．社会的な整備として，入所施設もあるし，地域型の施設や在宅者が利用できる社会資源もたくさんあるという状況が望まれる．

4　精神遅滞の疫学的考察

　欧米諸国における精神遅滞（ここでは医学的側面から「精神遅滞」とする）の疫学的数値は，およそ次のようなものとされている．IQ70以下の人たちの一般人口に占める割合は2.0〜2.5％である．そのうちの80％は軽度精神遅滞（IQ50〜69），12％は中度精神遅滞（IQ34〜49），7％は重度精神遅滞（IQ20〜34），そして1％は最重度精神遅滞（IQ＜20）である．

　上記の割合を，そのままわが国に適用してみると，わが国の総人口は1億2,689万人〔2015（平成27）年現在〕であるから，253万7,800人〜317万2,250人の精神遅滞児(者)がいるという計算になる．しかし，2005（平成17）年に行われた「知的障害児(者)基礎調査」の結果（厚生労働省平成19年発表）によれば，わが国の精神遅滞児(者)の総数は54万7,000人（一般人口に対する割合は0.43％）で，欧米諸国の割合から算出される推計値（250万人〜300万人）とは著しい隔たりがある．

　実は，「知的障害児(者)基礎調査」による数値は，一定区域を対象としてその全世帯を調査したものではなく，行政機関が「知的障害」と判定した人のいる世帯を訪問し，その人の状況を調査したものに過ぎない．したがって，54万7,000人という数値は，大きな誤りと言わざるを得ない．それにもかかわらず，この数字は多くの資料や専門家が記す福祉分野の教科書にも掲載されている．また，先進国で言われている

1.5〜2.5％の prevalence rate（医学用語で「有病率」と訳されている）と比べても，余りに奇異であり，実態を反映したものではないと考えるべきであろう．

5 人を大切にする社会づくり

　以上，精神薄弱（精神遅滞，知的障害）者の用語や概念，歴史や疫学的側面を概観した．わが国は，戦後，これまで科学技術や産業，経済を著しく発展させてきた．しかし，その基本となるべき最も重要な問題である人の問題，すなわち人間を大切にするという視点において，わが国の姿勢が現在問われている．これからのわが国は，科学や産業や経済を発展させる以上に，人間を大切にするという社会づくりが必要になってくる．医療，福祉においても，どれだけ豊かなサービスを提供できるかが大切であるが，そのためには私たち自身の意識改革が必要であり，研鑽が求められる．

（岡田喜篤）

文献

1) 飯島宗一：技術としての医療の倫理．看護技術，209(臨時増刊号)：12-18, 1971.
2) 前田アヤ：看護とは何か．日野原重明，前田アヤ編，看護学読本，からだの科学 増刊号，1977, pp2-6.
3) 宇山勝儀：身体障害者福祉法制史点描．障害者の福祉，9，1989.
4) 伊藤方文：日本では障害者をどのように眺めてきたか．あさみどりの会編，心身障害児の療育援助のために，あさみどりの会，1971.
5) 中川四郎：精神遅滞と精神薄弱の概念，臨床精神医学，2：1345-1350, 1973.
6) Penrose LS：The biology of mental defect.Sidgwick and Jacson Ltd, 1963.
7) 水野　肇：われらの病院―そのなりたちと問題点．中央公論，増刊：14-46, 1979.
8) 篠田達明：日本心身障害医学前史．(1) 古代社会における心身障害（児）者，こばと学園の歩み，8：171-185, 1978.

9) 古武弥正訳：アヴェロンの野性児．福村出版，1975．
10) 中野善達，松田清訳：新訳アヴェロンの野性児，福村出版，1978．
11) 中野善達・他訳：アヴェロンの野性児研究，福村出版，1980．
12) 岡田喜篤：福祉からみた医療への提言．医療秘書実務論集，2：1-6, 2012．
13) 岡田喜篤：精神薄弱問題の現状と課題．旭川荘研究年報，28(1), 1997．
14) 岡田喜篤：「精神薄弱」再考─医学の立場から．発達障害研究，5(2), 1983．
15) 岡田喜篤：医療福祉学の展望．川崎医療福祉学会誌，増刊号：7-16, 2007．
16) 岡田喜篤：精神遅滞（知的障害）．第5部 精神医学，氏原　寛・他編，心理臨床大辞典改訂版，2004．pp744-751, 培風館．
17) 岡田喜篤，石井光子：重症心身障害児(者)問題の変遷．重症心身障害児(者)の療育の理解，岡田喜篤監修新版重症心身障害療育マニュアル，pp2-9, 医歯薬出版，2015．
18) 岡田喜篤：重症心身障害福祉から学んだこと．重症心身障害の療育，9(1)：25-33, 2014．

第 2 章

重症心身障害児(者)福祉の変遷をたどる

1

はじめに

　重症心身障害児（略して重症児）とは，わが国だけが定めている福祉行政上の法律概念で，「重度の知的障害と重度の肢体不自由を重複する児童」を意味する（児童福祉法第7条第2項）．重症児に関する上記のような定義は，1967（昭和42）年8月1日の児童福祉法第25次一部改正によって，重症児施設が法制化されたとき以来の法律的定義である（当時の児童福祉法では「第43条の4」に規定された）．その後，児童福祉法は，2012（平成24）年4月1日施行の障害者総合支援法に伴い大改正が行われ，重症児の定義は，内容不変のまま，上記のように第7条第2項に規定されるようになり今日に至っている．

　さて，重症児に関する法律上の定義が制定されてからでも，すでに半世紀が経過しようとしている．しかし，重症児の歴史は，重症児の定義ならびにその専門施設が法制化される以前から始まっていた．「世界に冠たる福祉制度」と言われ，「日本の文化」とさえ評価されるわが国の重症児福祉は，医師になってからの生涯のほとんどを障害児の医療福祉に献身した一人の小児科医・小林提樹氏によって誕生したのだった（なお，小林氏については第5章で改めて詳述する）．

2

小林提樹氏と島田療育園の誕生

 慶應義塾大学小児科の障害児外来と小林提樹氏

　第 2 次世界大戦以前から，慶應義塾大学医学部小児科学教室では，小川三郎氏(おがわさぶろう)が中心となって障害児の外来・相談が行われていた．1938（昭和 13）年に小川氏が他病院に転出したため，障害児外来は形式上閉鎖されたが，その後も障害児の相談，受診は続いていた．小林提樹氏(こばやしていじゅ)は 1935（昭和 10）年に同大学小児科助手となって，間もなく障害児外来に参加していた小林氏がいつとはなく障害児担当医となった。やがて小林氏の障害児への思いは深くなり，ほぼ完成していた博士論文を中断し，障害児の診療に没頭するようになった．

　こうして小林氏はさまざまな障害児とその家族との出会いから，治る見込みのない障害児を前にした医師である自分の無力さと，治療は望めなくとも家族の支えとなり得る自分を見つけ，障害児医療へ情熱を傾注していった．

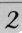 日本赤十字社中央病院産院小児科と
児童福祉法による乳児院の誕生

　軍医として戦地に赴いていた小林氏は 1946（昭和 21）年に帰国し，一時は故郷の長野に身を寄せていたが，障害児への強い想いは捨てきれず，日本赤十字社中央病院（日赤）に併設されていた産院の小児科部長として赴任した．戦後間もない東京では，必ずしも子どもが多いわけで

はなかったが，小林氏のもとにはさまざまな事情を抱えた母子が少なからず訪れた．戦後の復興とともに相談件数も増加し，1948（昭和 23）年からは慶應病院でも週 2 回障害児の診療相談を行った．日赤産院の最初の入院児は 12 歳の女の子で，出生時の障害による重度肢体不自由と重度知的障害を合併していた．この子は翌年，肺炎で亡くなったが，日赤産院小児科病棟には，このような障害児が次々と入院するようになった[1]．

　こうした状況の中，1947（昭和 22）年 12 月 12 日，児童福祉法が制定された．小林氏によれば，戦後いち早く制定されたこの児童福祉法は，あらゆる児童の福祉を網羅するはずであったという．ところが日赤産院小児科で受け入れていた障害児たちは，ほとんど福祉の対象とはならなかった．児童福祉法によって，肢体不自由児施設や精神薄弱児施設ができたものの，重度の重複障害児は，肢体不自由児施設においては知的障害を理由に，精神薄弱児施設においては，肢体不自由を理由に入所が断られるという状況が続き，法の狭間に存在する重度の重複障害児にとって，適用する法律も施設もなかったのである．

　日赤では児童福祉法に基づき 1948（昭和 23）年 7 月に，乳児院が併設され，小林氏が院長を兼務することになった．しかし，そこに入所する乳児の大半は重度の障害を持ち，2 歳になっても家に帰れる状態にはなく，医学的にも，介護的にも，さらには当時の社会情勢の面からも，難しい対応を迫られるケースが少なくなかった．

長期入院児に関する行政方針

　小林氏は日赤産院に，家庭での介護が困難な重度の障害児のために障害児病棟を設け，入院させていたが，当然のこと，短期間のうちに治療目的を達成して退院するというケースは少なく，結果的に病棟には長期

の入院を続けざるを得ないケースが増えていった．このような状況の中で，1955（昭和30）年，行政当局は健康保険の適用を認めないという方針を通告してきた．治る見込みのない障害児は小児病棟に入院することはできないという理由であった．当時，このような障害児が入院できるのは，児童精神科病院である都立梅ヶ丘病院などであり，その他一般の精神科病院に入院させるのが適当であると指導された．この方針に憤りを抱いた小林氏だったが，退院を進めるしかなかった．どうしても家族が引き取りできないケースは，不本意ながら隣県の精神科病院に入院させたのだったが，面会に行き，その待遇のひどさを目の当たりにした小林氏は，激しい口論の末にその子を連れ戻し，日赤産院にかくまってしまった．常識外のこの行動は今日であれば不可能なことだが，当時の日赤産院の職員は密かに黙認していたらしい．

4 乳児院の入院児に関する行政方針

　日赤乳児院の状況もほぼ同様であった．乳児院の対象年齢は2歳未満とされていたが，実際には3歳を過ぎても入院を続けるケースが存在していた．1956（昭和31）年，行政当局は乳児院の年齢超過児についても，健康保険による医療給付や生活保護法による医療費扶助を打ち切るという通告を行った．すべての児童を平等に守るはずの児童福祉法が制定されたにもかかわらず，産院や乳児院にいる障害児たちは，存在を否定され，闇に葬りさられようとしている現実を前にして，小林氏は重大な決意を固めた．

5 小林氏による問題提起と反響

　小林氏はまず，全国乳児院研究協議会の1957（昭和32）年の年度総

会において，「重複欠陥児の処遇と対策」と題する発表を行い，障害児の存在とその適切な対応の必要性を訴えた．同年秋に行われた全国社会福祉大会では，各地から参加していた福祉関係者に同様の訴えを行った．以後，小林氏は関係するあらゆる学会や福祉団体の会議などでも精力的に訴え続けた．

東京都社会福祉協議会は，小林氏に代わって1958（昭和33）年の全国社会福祉大会において重度ないし重複障害を伴う児童についての報告を行った．折しもこの大会では，前年の大会における小林氏の訴えに呼応するかたちで，富山，石川，滋賀，千葉の各県代表からも重い障害をもつ児童についての訴えがあった．この大会では，全国社会福祉協議会の中に「重症心身障害児対策委員会」を設置することが決議され，全国規模で具体的な解決策が検討されることになった．

同時にこれまで問題となっていた障害児たちは，「重複欠陥児」「不治永患児」「重複奇形児」など，さまざまに呼ばれていたが，統一されて「重症心身障害児」と命名された．ただし，その内容や定義などは示されず，後の小林氏の説明のように「病院や福祉施設で相手にされなかった障害児たち」が「重症心身障害児」であった．

6 親たちの集い「日赤両親の集い」

親たちの集いは，当初，日赤産院の小児科外来待合室で始まった．全国各地から，多くの親たちが小林氏の診断・治療，指導を求めて訪れ，勉強会として始まったのが「日赤両親の集い」である．第1回目は1955（昭和30）年7月9日で，以後この集いは毎月第2土曜日の午後に開催されるようになった．この集いは，同名の月刊誌を発行するようになったが，間もなく全国の親たちからも要望されるようになり，その誌名は「両親の集い」と改められた．この親の集まりが後の「全国重症

心身障害児(者)を守る会」へとつながっていくが，それについては後に改めて触れることとする．

財団法人日本心身障害児協会の設立

全国社会福祉協議会が「重症心身障害児対策委員会」を設置し，第1回会議が開催されたのは1958（昭和33）年11月であった．そこでは「新しい概念に基づく入所施設を創設し，ここに児童福祉の運用からもれている児童を受け入れる」という方針が出され，これを関係方面に働きかけるということが決定された．

これと並行して，小林氏に実質的な施設運営を熱望する保護者が中心となって，後にわが国初の重症心身障害児施設（以下，重症児施設と略）となる島田療育園（現在の島田療育センター）の設立母体となる「財団法人日本心身障害児協会」が同年設立された．

島田療育園の誕生

1961（昭和36）年3月，島田療育園が完成した．周囲の強い要請に押されて園長に小林氏が就任したが，当時は法律的にも，制度的にも，重症児施設なるものは存在しなかったため，島田療育園は，重症心身障害児（以下，重症児と略）を入院させるという私的な目的で建設され，開院許可を受けた一病院にすぎなかった．多くの人手を要する業務でありながら，それに見合う医療収入が見込めるはずのない病院であったから，その経営の困難さは誰がみても明らかだった．重症児問題を検討していた厚生省は，重症児施設が公的施設として認められるようになるまで，島田療育園に対して「委託研究費」（初年度400万円，次年度600万円）という名目の財政援助を行った．重症児の親たちは，この助成が

「重症児に初めて国が公的な支援を行った歴史的な行為」として高く評価している．

　一方，小林氏とは別の立場から重度重複障害児のための施設建設を考えていた草野熊吉氏は同年11月，医療法による病院「秋津療育園」を開設し，翌年7月より障害児の入院を始めた．また，滋賀県の糸賀一雄氏は，精神薄弱児施設「近江学園」の診療所に，1954（昭和29）年から重複障害児のグループ「杉の子組」を編成し，特別な療育を行っていた．これが後の重症児施設「びわこ学園」（現，びわこ学園医療福祉センター草津）の前身となった[2,3]．

9 指定重症児施設と国立療養所の重症児病棟への広がり

　厚生省は，小林氏の他，糸賀氏とも協議しながら重症児療育事業の開始を目指していたが，1963（昭和38）年7月，全国で2番目の重症児施設「びわこ学園」の完成を見届けて，「重症心身障害児療育実施要綱」なる次官通達（発児149号）を発し，これを同年4月1日にさかのぼって実施することとした．これによって，島田療育園とびわこ学園は，国の指定する重症児施設として新しい事業のスタートを担うこととなった．島田療育園の規模は101床，びわこ学園は40床であった．

　民間法人による重症児施設の他，極めて異例なことに，1966（昭和41）年度からは，全国の国立療養所において重症児を受け入れるという方針が決定された．法律の整備が行われないうちに，国立国営の医療機関が重症児の施設療育を開始するというわけであるから，大変な話題となった．この計画に初年度には全国で10カ所の国立療養所が重症児病棟を開設した．こうした動向に触発されて，いくつかの自治体においても重症児施設の建設計画が次々と公表された．

3

全国重症児(者)を守る会の誕生と児・者一貫体制の確立

 全国重症心身障害児(者)を守る会の誕生

　当面の目標であった重症児施設の実現を前にして，親たちにとっては前述の厚生省事務次官通達（昭和38年）の事前説明会は大きな喜びであった．しかし，一方では必ずしも手放しで喜べない事情があることがわかった．それは「重症児については，いずれ他の障害児・者と同様，法に基づく措置としての入所を考えている．その場合，児童福祉法に基づく措置となるので，18歳以上の人は対象にならない」との説明があったからだった．

　当時の重症児とは多様な状態を示す人たちであり，次官通知の定義や入所対象選定基準の内容に年齢制限があるとは誰も考えなかった．むしろ，知的障害児・者施設や肢体不自由児施設などで入所を断られた人たちこそが入所対象になると思っていたのだった．厚生省の説明に怒りと落胆を隠せない親たちに小林氏は「親の会をつくりなさい」と勧めた．

　こうして，1964（昭和39）年6月13日，東京・虎ノ門にある発明会館で，全国の親たちが集まり，「全国重症心身障害児(者)を守る会」が結成された．

 国立療養所に重症児病棟を併設

　1966（昭和41）年度から，政府は全国にある国立療養所のうち80

カ所に重症児の療育を担う病棟を併設することを決定した．その病棟数は202棟，病床数は8,080床とされた．そのうち精神病院としての国立療養所に併設される重症児病棟には，いわゆる「動く重症児」が入所することになった．当時，すでに「動く重症児」なる用語が使われていたか否かははっきりしない．しかし，当時の重症児の中には，精神科的対応を要するとされるケースが少なからず存在するという認識があったことは確かである．

　この時点において，国立療養所に重症児病棟を併設するという方針は，先述したようにかなり異質なことであった．国立療養所は国立国営の純然たる医療機関であり，そこに福祉的要請に応えて，8,080床もの重症児のためのベッドを整備するというのである．それにもかかわらず，これほどの事業を決断したのは，それだけの重要性が認識されてのことであった．

　厚生省は，国立療養所における重症児療育の開始に際して，先の次官通達に代わる新しい定義を示したが，その中に「……児童および満18歳以上の者〔重症心身障害児（者）〕」とし，18歳以上の人たちを正式に重症心身障害者としたのである．そして前回の通達では定義に加えて「重症心身障害児施設入所対象選定基準」なるものが添えられていたが，このたびの通達ではなくなっていた．

　新しい通達により，重症児問題は児童だけでなく，18歳以上の年長少年および成人を含む概念となり，それを重症心身障害者（重症者）と呼ぶことが認められたわけで，親たちの懸念は一応払拭されたことになる．一方，入所対象選定基準が廃止されことにより，それまで身体障害のみのケース，あるいは知的障害のみのケースでも重症児として入所させることができたが，新しい通達では入所対象にならなくなった．ただし，そのことが厳密に守られたとは言えないので，新しい定義がどれほどの実効性をもっていたか疑問ではある．もっとも，行政当局として

は，形式的にも入所対象選定基準を廃止しなければならない事情があった．それは，知的障害児施設および肢体不自由児施設について，重度棟の設置基準を通達した後であったため，先の選定基準は理屈上不要となったのである．

3 重症児施設の法制化が実現，児・者一貫体制の確立

　1967（昭和42）年8月1日，児童福祉法第25次一部改正により，法の中に「第43条の4」が加えられ，重症児施設が法に基づく児童福祉施設として法制化された．そして，重症児施設は，児童福祉施設最低基準の規定により，児童福祉施設としての要件を満たすとともに，医療法に基づく病院としての建物，設備，人員などを備えることが規定された．一方，国立療養所の重症児病床は，児童福祉法に基づく重症児の施設療育を委託される病床として位置付けられた．また，この児童福祉法の改正では重症児の新たな定義として第43条の4では「重度の精神薄弱と重度の肢体不自由を重複する児童」とされた．さらに「第63条の3第1項」の規定が設けられ，18歳以上の人を含む重症者でも，児童福祉法によって，重症児と同様の処遇を受けることができるようになった．ここに，重症児福祉における児・者一貫体制が確立されたのであった．

　これにより，重症児（者）に関する行政責任はすべて統一的に児童相談所に置かれるようになった．ただし，東京都だけは法律上の措置権を知事が直接行使する体制をとり，医療機関でもある肢体不自由児施設と重症児施設に関する行政事務は東京都衛生局に委ねられた．

4 法制化に伴う国会の付帯決議と厚生省事務次官通達（発児101号）

　重症児施設の法制化ならびに児・者一貫体制は，関係者の高く評価するところであったが，一方では，新たな課題も出てきた．それは重症児の定義の変更に基づく混乱である．先に述べたように改正された法律の重症児の定義は，「重度の精神薄弱と重度の肢体不自由を重複する児童」である．しかし，それまでの定義では，「身体的精神的障害が重複し，かつ重症である児童」が重症児であった．新たな定義は，例えば「身体障害」から「肢体不自由」となるなど，障害の範囲が明らかに縮小され，狭められてしまったのである．

　これを受けて親たちは，すでに入所している障害児者が退所を求められたり，入所予定していた者が除外されるのではないか，という懸念とともに，改めて「動く重症児」と言われる人たちは，この定義から切り離されるのではないかという懸念が高まった．このため親たちは，この法案を審議する国会議員に精力的な陳情を続け，その結果，国会は法案を可決するにあたって，重症児の定義は限定されたが，実際の運用については柔軟に対応することを要請する付帯決議を行ったのである．

　付帯決議を受けて厚生省は，1967（昭和42）年8月24日，事務次官通達を発した．これが「発児101号」と言われる省令である．「重症心身障害児として処遇することが必要と考えられる場合や，その地域に適切な対応をなす社会資源が乏しい場合などは，重症児施設に入所させることができる」という内容であった．重症児施設の中には，定義どおりの重症児とは言えなくなった障害児者（主として動く重症児者）が入所している場合が珍しくない．同時にそれは，国立療養所のいくつかでも同様である．しばしば重症児施設には「重症児（者）と言えない障害児者が入所しているのは何故か」という指摘があるが，それを可能にして

いたのが「発児101号」であった.

しかし，2013（平成25）年4月1日以降，障害者総合支援法が施行されており，障害児については，改正児童福祉法が適用されている．これに伴い「発児101号」は自動的に廃止されたものと考えられる．関係者や親の会の運動により，現在も児・者一貫については，実質的な運用は守られているが，今後，定義どおりの重症児(者)に該当しない人が医療型障害児入所施設，療養介護事業所に入所するためには別の視点による判断が求められると思われる．

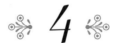

重症児(者)支援の多様化と社会福祉構造改革以後

 重症児施設の増加と課題

重症児施設の法制化により，法的基盤ができたことで，昭和40年代以降，重症児施設は急速に増加していった．1967（昭和42）年8月1日までに発足していた重症児施設は全国で11ヵ所（1,260床）となっており，これに発足して間もない国立療養所10ヵ所（440床）を合わせて，21ヵ所（1,700床）が整備されていた．公立，民立の施設の新設も順調に進み，1975（昭和50）年度には38ヵ所（4,299床）となった．その時点で，国立療養所は当初の計画どおり80ヵ所，8,080床を整備完了していた．こうしてみると，重症児の担い手として，量的にはある時期まで国立療養所が主体であったといえる．

後年，国立療養所は，国立病院・国立療養所再編計画により，統廃合

が行われ，さらに独立行政法人などに改組され，重症児病棟の状況も様変わりしている．2015（平成27）年4月現在，旧国立療養所の重症児(者)病棟は，74カ所7,867床（国立高度専門医療センターを含む）まで減少し，これに対し，公立，民立の重症児(者)施設は持続的に増加し，128カ所12,780床を数える．その結果，国立，公立，民立の重症児(者)施設の総数は，202カ所20,647床となっている[4]．

こうした施設の増加に伴い，いくつかの課題も生じた．経済発展に伴う職員不足は深刻となり，福祉元年と言われた1973（昭和48）年には，突然のオイルショックで経済は大混乱をきたした．そこに施設職員の腰痛，頸肩腕症候群が多発して，多くの施設は運営の危機に見舞われた．こうしたことから重症児(者)施設の直接ケア職員（看護師，児童指導員，保母など）の配置基準は1974（昭和49）年から1：1に改められた．職員確保の問題は，少子高齢化時代に突入しているわが国において，医師，看護師，介護職の人員，待遇の問題など現在においても，喫緊の課題となっている．

2 施設依存への修正議論

重症児の法制化により多くの施設が誕生したが，それとともに，あるタイプの重症児では，入所直後から特異な重篤反応を示すことが知られるようになった．やがてこのような重症児の場合には，本人の分離不安を解消するための十分な準備をしてからでなければ，施設に入所させることはかえって危険であると考えられるようになった．施設への入所こそが唯一の処遇手段とされた重症児であったが，こうした事実が端緒となって，施設入所以外の対応の可能性や必要性が考えられ始めた．

1981（昭和56）年の国際障害者年を契機として，いわゆるノーマリゼーション思想がわが国でも広く知られるようになった．重症児の場合

でも，まずは在宅・地域生活を前提とした支援の必要性が唱えられ，そのためには，重症児施設への一般入所もさることながら，通園・通所，体験入所，母子入所，有目的・有期限入所などが必要であると認識されるようになった．また，濃厚な医療ケアを要する「超重症児」と呼ばれる人たちへの対応も，在宅支援を含め，重症児(者)施設が果たすべき役割の1つとなっている．

3 措置制度から支援費制度へ

　第二次世界大戦後から半世紀以上にわたり，わが国の障害者福祉は，いわゆる措置制度によって営まれてきた．1997（平成9）年から議論され，2000（平成12）年に社会福祉法ならびに関連法の制定により完了した「社会福祉基礎構造改革」は，原則として，従来の措置制度を利用契約制度へと移行させるものであった．その結果，身体障害者ならびに知的障害者の福祉サービスは2003（平成15）年度から「支援費制度」と呼ばれる利用契約制度に移行した．ただし，児童福祉サービスにおいては，居宅型施設への入所については，従来どおり措置制度を継続することとなったため，支援費制度と措置制度が共存する仕組みとなった．

〈岡田喜篤〉

4 支援費制度の破綻から障害者総合支援法の成立

　大きな期待のもとに始まった支援費制度であったが，発足して間もなく予想を超えた多くの利用者とサービス需要の増大により，国および地方自治体は多大な出費を余儀なくされ，制度の継続が困難となった．そのため国は抜本的な対策を講じる必要に迫られ，2004（平成16）年10月に「グランドデザイン」を発表し，それを基に2005（平成17）年

10月に「障害者自立支援法」が制定され,翌2006(平成18)年4月に施行となった.しかし,この法律に対して,当事者団体や事業を受け持つ事業者からも多くの問題が指摘され,そのうねりは「自立支援法違憲訴訟」で頂点に達した.2009(平成21)年に政権交代を果たした新政権は,この法律の廃止を明言し,障害者の実態や意向を反映した新たな法律の制定のため,2010(平成22)年に「障がい者制度改革推進会議」を立ち上げ,重症児関係者や当事者を含めた各種部会も設けて審議された.

新たな法律については,2011(平成23)年に「障害者総合福祉法の骨格に関する総合福祉部会の提言」としてまとめられ,厚生労働大臣に手渡された.このいわゆる「骨格提言」に基づき,新法が国会で成立するものと考えられていたが,政府・与党は野党が議員立法で提出した「障害者自立支援法改正案」に賛成し,2012(平成24)年には,いわゆる「つなぎ法」が施行され,2013(平成25)年の「障害者総合支援法」へと制度改革がなされた.その間に再び,政権交代が行われ,福祉政策は政局に翻弄された観もある.重症児(者)福祉においても,児・者一貫の体制は守られたものの,制度的には児と者が分かれた形となり,入所施設から在宅福祉へのシフトも進められている.しかし,このような目まぐるしい変化の中で,重い障害を持つ人たちへの人権や選択権,生存権や生活権など,大切な視点が忘れられ,人のいのちや営みを,数量化,点数化して評価,判断する傾向に違和感を覚える人たちも増えてきている.

以上,重症児福祉に関する大きな流れを見てきたが,次章以降,各論的にそれぞれの事柄や課題などに焦点を当てていきたい.

(蒔田明嗣)

文献

1) 小林提樹：重症心身障害児，精神薄弱の医学．岸本鎌一編，金原出版，pp248-260, 1969.
2) 糸賀一雄：杉の子組の編成―重症心身障害児とのとりくみ．糸賀一雄著作集刊行会編，糸賀一雄著作集Ⅰ，日本放送出版協会，pp156-158, 1982.
3) 糸賀一雄：重症心身障害児の対策，発達保障の考え方．糸賀一雄著作集刊行会編，糸賀一雄著作集Ⅲ，日本放送出版協会，pp95-118, 1982.
4) 重症心身障害児施設一覧．両親の集い，5．6月合併号(691)：121-136, 2015.
5) 岡田喜篤：重症児問題の原点．第45回重症心身障害児(者)守る全国大会基調講演，両親の集い，619(9)：2-12, 2008.
6) 岡田喜篤：重症心身障害児の歴史．特集 重症心身障害児へのアプローチとトータルケア，小児看護，24(9)：1082-1089, 2001.
7) 岡田喜篤，石井光子：重症心身障害児(者)問題の変遷．第1章 重症心身障害児(者)の療育の理解，岡田喜篤監修，新版重症心身障害療育マニュアル，医歯薬出版，pp2-9, 2015.
8) 岡田喜篤：重症心身障害福祉から学んだこと，重症心身障害の療育，9(1)：25-33, 2014.
9) 岡田喜篤：重症心身障害児・者の歴史と最近の動向．重症心身障害児・者と作業療法，OTジャーナル，32：43-49, 1998.

第3章

全国重症心身障害児(者)を守る会の結成とあゆみ

1 はじめに

　重症児(者)福祉の運動に大きな貢献と足跡を残してきた親の会「全国重症心身障害児(者)を守る会」(以下,「守る会」と略す)について,筆者自身の出会いと関わり,また想いを含めて,その歩みをたどってみたい．筆者の想いもあり,ここでは敬称を「氏」ではなく,「先生」を用いる場合があることをご了承願いたい．また,小林提樹先生と島田療育園の設立経過,また,それ以後の重症児福祉の経緯について,第2章と重複する部分もあるが,守る会に焦点を当てたものということで重ねてご了承願いたい．

　さて,筆者が守る会とつながりを持つようになったのは,1968(昭和43)年,愛知県心身障害者コロニーに勤めるようになってからである．当時,関係者の間では「重症児をやるのなら小林提樹先生を,知的障害をやるのなら糸賀一雄先生を訪ねなさい」と言われていた．糸賀先生のおられる滋賀県は愛知県コロニーから近いので,いずれお目にかかれるものと思っていたが,糸賀先生はこの年の9月に急逝され,筆者は先生にお目にかかることのないまま,その思想や実践を学ぶこととなった．また,近江学園の設立に関わった田村一二先生や池田太郎先生の著作なども知り,2人の先生を愛知県コロニーにお招きする機会にも恵まれた．一方,愛知県コロニーに開設されたばかりの重症児施設「こばと学園」では当時,有馬正高先生が発表しておられた「高熱症候群」が,しばしば新規入所児を中心に発症していたため,どうしても小林先生を訪ねなければならないと思い,1968(昭和43)年の秋の終わりに

初めて島田療育園を訪れた．小林先生の仕事が終わるのは夜の8時，9時だったので，先生の仕事が終わるまで，薄暗い待合室でじっと待ち続け，それから園長室へ招き入れられ，ご指導いただいたことを憶えている．重症心身障害という全く未知な世界に入り，自分などができるのだろうかとの迷いがその頃の筆者にはあったが，小林先生からは，「重症児の医療，福祉はどんな人でもやることはできます．ただし，条件があります．この子たちは，私たちが間違ったことをやっても，それから逃れるすべがありません．不平や不満を言う能力さえないのです．そういう人であることを忘れないで，本当にこの子どもたちを大切にする気持ちがあればやってみたらどうですか」，そして「重症児(者)を守る会という親の会の思想と活動を理解し，関わってください」と言われ，それからしばらくして，筆者と守る会とのつながりが始まり，今日に至っている．

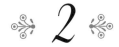

全国重症児(者)を守る会設立の背景

 日赤産院小児科外来と「両親の集い」という勉強会

　守る会が設立された背景について述べてみたい．小林先生は，第二次世界大戦が始まる前から，慶應義塾大学の小児科教室で小川三郎先生とともに障害児の相談外来を行っていた．その後，応召されて満州，台湾に派遣されるが，終戦の翌年に帰還された．一時は長野の田舎にこもっていたが，どうしても障害児を診たいという想いが強く，教授に相談したところ，大学病院はまだ焼け野原なので，日赤産院で行ってはどうか

という助言をもらい，1947（昭和22）年，日赤産院の小児科部長に就任した．翌年には慶應義塾大学の小児科でも障害児外来を再開した．

　戦後，間もなく児童福祉法が1947（昭和22）年12月12日に制定され，翌年の4月から全面施行された．この法律に基づいて日赤産院には乳児院が設けられ，小林先生が院長を兼務することになった．日赤産院の小児科外来には多くの障害児が訪れ，同時に小児科病棟ならびに乳児院には，重い障害をもった乳幼児が多数入院するようになった．

　小林先生は，親たちの強い要望もあって，小児科外来の待合室を借りて，1955（昭和30）年7月，「両親の集い」という勉強会を始めた．やがて，この勉強会は機関誌を発行することになり，翌年の1月に「第1号 日赤両親の集い」というガリ版刷りでの冊子が発行された．第2号からは活字印刷となり，「日赤両親の集い」は，全国各地の親からも購読の要望が寄せられ，やがて名称を「両親の集い」と改称し，発行されるようになった．守る会が結成されてからは，編集ならびに発行は守る会に委ねられるようになった．しかし，それまでの約10年に及ぶ期間は，執筆，編集，発行のすべてを小林先生が一人で担っておられた．そのご苦労だけでも大変なものだったと想像できる．

2 行き場のない障害児

　1956（昭和31）年，小児科病棟の入院児に対して，行政当局から保険診療の停止，あるいは乳児院の年齢超過児に対する医療給付の停止などの通告を受けた小林先生は，強い怒りを示し，翌年の全国乳児院研究協議会や全国社会福祉大会でこのことを訴えた．

　1957（昭和32）年には，全国社会福祉協議会の乳児部会や東京都の社会福祉大会第三部会においても同様の訴えを行った．同年，全国社会福祉大会第二部会においては，東京都からの提案として，同様の訴えを

起こしたが，この時には他県からも，小林先生が訴えたような障害児が数多くいるという報告があり，にわかにこの大会で，全国社会福祉協議会の中に「重症心身障害児対策委員会」を設置するということが決議された．これが，重症児福祉の全国的な位置付けの始まりである．

3 島田療育園の設立

　島田療育園の設立には島田伊三郎氏と小林先生との出会いがあった．島田氏の次男は今日的な理解から言えば，「動く重症児」であったと思われる．島田療育園ができるまでという前提で，関西の福祉施設に入所していたと記憶しているが，入所中に不慮の事故で逝去されたと聞いている．それでも同じ重い障害を持つ子どもたちの施設の実現を願って，島田氏は相当の広さの用地を寄贈したのである．

　その後も建設に対する地元の反対，資金難など，さまざまな困難を要したが，米軍の協力による土地の整備，産経新聞などマスコミの報道，それを受けての内海清温氏の多額の寄附など，多くの賛同者，協力者を得て，建設へ向けて財団法人日本心身障害児協会が立ち上がった．こうして島田療育園は1961（昭和36）年，開設を迎え，園長には強い懇願を受けて小林先生が就任した．

4 重症児療育実施要綱について

　1963（昭和38）年度からは，国の施策としての重症児施設療育が開始されるようになった．黎明期を過ごした人なら誰もが知っている人物だと思うが，太宰博邦厚生省事務次官によって「重症心身障害児療育実施要綱」という通達が出されたのである．この時，重症児施設は島田療育園とびわこ学園の2つだけだったが，それが国の指定する重症児施

設となる通達であった．

　当時の重症心身障害の概念は，障害の程度が重過ぎるという理由で，知的障害児施設，あるいは肢体不自由児施設の入所対象となり得なかった障害児は，すべて「重症児」だった．その頃の児童福祉施設は，重度の障害児の入所は考えていなかったと言え，入所させるのは，治療可能なもの，あるいは社会復帰が可能なものに限るという暗黙の認識が強かった．したがって当時は，知的障害児施設や肢体不自由児施設において，重度棟を置くという発想はあり得なかった．障害児施設に重度棟の設置が認められるようになるのは，翌年の 1964（昭和 39）年であった．このようなことから，重症児の概念は，著しく広くならざるを得なかったのである．

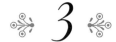

全国重症児（者）を守る会結成につながる社会情勢

ケネディ大統領就任と水上勉氏の寄稿文の反響

　わが国は 1945（昭和 20）年に敗戦を味わい，連合軍による占領下で国の復興を目指した．その占領は 1952（昭和 27）年に終わり，ようやく独立国となった．伝統的な勤勉さによってわが国は短期間のうちに目覚ましい復興を遂げた．昭和 30 年頃のわが国は，経済的発展を期して誰もが懸命に働いていた．しかし，それだけに，弱い者，能力に恵まれない者，障害のある者に対する偏見や差別を生みやすい風潮にあった．やがて，昭和 30 年代後半に至る頃，国の内外では障害児（者）に関する話題がさまざまに伝えられるようになった．

1960（昭和35）年には，ジョン・F・ケネディが史上最年少の米国大統領に初当選し，彼は翌年就任するや障害者に対する積極的な政策を発表した．これは世界中に大きな影響を与え，障害者問題が大きく進展する契機となった．わが国ではこの年，精神薄弱者福祉法が身体障害者福祉法に遅れること10年でようやく制定された．

　また，作家の水上勉氏が，二分脊椎であった自分の娘のために，福祉的援助を求めていろいろな機関を訪ねたところ，何も得られなかったことを指摘し，「自分たちが納めている税金は何に使われているのか．福祉国家といえるのか」と，日本の福祉の貧困を訴えた「拝啓 池田総理大臣殿」という文章を中央公論〔1963（昭和38）年6月号〕に掲載して大きな反響を呼んだ．

2 秋山ちえ子氏など報道機関のキャンペーン，伴淳三郎氏らの「あゆみの箱」運動

　1963（昭和38）年には，子育ての苦しみや社会的重圧などから，障害を持つわが子を殺めてしまう事件や，母子心中など，悲しい事件が相次ぎ，朝日，毎日，読売新聞各紙が全国キャンペーンを行った．放送局でもNHKが4カ月間かけて長期取材を行い，世界中の障害者福祉のルポを放映した．そのときに中心的な役割を果たした一人がのちに評論家，エッセイストとして活躍した秋山ちえ子氏である．

　また，喜劇俳優の伴淳三郎氏は，映画監督の川島雄三氏から肢体不自由児や重度の障害児の問題を聞いており，しばしばその施設を訪ねてもいた．たまたま九州のロケ先で，裏方さんに作ってもらった募金箱を抱えて，障害児のための募金を呼びかけた様子がNHKの番組「時の話題」で放送されたこともあって，伴氏のもとには全国から多額の寄付金が送られてきた．それに感激した伴氏は「自分だけでなく，広く芸能人

に協力を求めて継続的な運動にしよう」と考え，森繁久彌氏，松山善三氏，黒柳徹子氏などに声をかけ，「あゆみの箱」の活動が開始された．

このような社会情勢に促されて，政府も総理官邸において「国立コロニー懇談会」を発足させた．当初は重症児(者)のためのコロニーを模索したが，この構想は途中から「重度知的障害者のための総合施設」に切り替えられ，現在の「国立のぞみの園」へとつながっていった．

4

全国重症児(者)を守る会の誕生

1 小林先生の勧めにより親の会を結成

守る会は，1964（昭和39）年6月13日，東京都虎ノ門にある発明会館において結成大会を開催した．「重い障害児を守る価値はあるのか」「役に立たない子どもにお金をかける意味があるのか」と辛辣な声が挙がるなかで，親たちは「この子たちはひたむきに生きています．このいのちを守ってください」と訴えた．

守る会が結成された直接的な理由は，第2章に述べた1963（昭和38）年の厚生省事務次官通達であった．「重症児については，いずれ他の障害児・者と同様，法に基づく措置としての入所を考えている．その場合，児童福祉法に基づく措置となるので，18歳以上の人は対象にならない」との説明に，親たちが不安と怒りを感じて，これを小林先生に相談したところ，先生は親の会を作ることを勧め上記の守る会が結成された．以後，毎年，全国大会が開催されている．

第2回目の全国大会の折，総理大臣の祝辞を携えて出席していた内閣官房長官の橋本登美三郎氏は，会場に来ていた重症児を見て感動し，用意されていた挨拶文を読むことを止め，自らの言葉で，「今まで国が何もしなかったことを率直にお詫びする．私は内閣官房長官として，必ずこの子どもたちのための施設を実現します」と，涙を流しながら話したとの出来事もあった．

2 守る会の三原則

　守る会は，他の障害関係団体と比べて，ひときわ異なる評価を受けているといわれている．その理由は，守る会の三原則にある．

一，決して争ってはいけない．
　　争いの中に弱いものの生きる場はない．
一，親個人がいかなる主義主張があっても重症児運動に参加するものは党派を超えること．
一，最も弱いものをひとりももれなく守る．

　この三原則が，多くの人をして感動せしめている．この原則は，1967（昭和42）年に制定されたもので，それには初代会長であった北浦貞夫(きたうらさだお)氏の意向が大きく影響している．

3 北浦貞夫氏と守る会の基本精神

　北浦貞夫氏は，太平洋戦争の始まる直前，新進気鋭の化学者として九州大学の理学部，当時は理工学部だったかもしれないが，応用化学科の

教授として赴任した．戦中，戦後を通じて真摯な研究者であり，教育者であった．北浦氏が逝去して後に発行された「北浦貞夫思索ノート」は，教え子から大変慕われる姿と，その人格の素晴らしさを余すことなく描きだしている．

北浦氏は仏教の教えに深く帰依しており，戦いや争いではなく，無我，我執の否定，徹底的な自己批判を旨としており，脊髄の難病である「シャイ・ドレーガー症候群」に苦しみながら，死を迎えられた．わが子の種痘後脳炎による障害についても，被害者運動というよりは，理解と共感を求める運動として，親の会を主導したと言われている．

したがって，守る会というのは，必ずしも競争原理には同調しないという基本的性格を持っている．北浦貞夫氏に始まる守る会の運動は，権利の主張や闘いという方向とは異なり，重い障害をもつ小さないのちを精一杯守っていきたいという意味合いが強い．それは建前としての生命の尊重ではなく，いわば根源的な人間としての，こみ上げてくるような情感に駆られた気持ちからの運動である．それゆえに，ひたすら社会の理解や共感を求めることに重点を置く運動となっている．それは会の発足以来，今日に至るまで変わらずに受け継がれている基本精神ともいうべきものである．

4 国際障害者年に制定した「親の憲章」

1981（昭和56）年，国際障害者年を迎えるにあたり，守る会は「親の憲章」を定めた．この内容は，やや教条的ではないか，親に対して特定のイメージを押し付けるのではないかとの声もあるが，しかし，重症児を社会の人びとに正しく理解してもらい，そのいのちを確実に守っていくためには，自らにこれを求めていこうという趣旨で定めたものである．以下にそれを紹介したい．

【親の憲章】

1981（昭和56）年6月13日　第18回全国大会で採択

〈生き方〉

一，重症児をはじめ，弱い人びとをみんなで守りましょう．

一，限りなき愛をもちつづけ，ともに生きましょう．

一，障害のある子どもをかくすことなく，わずかな成長をもよろこび，親自身の心をみがき，健康で豊かな明るい人生をおくりましょう．

〈親のつとめ〉

一，親が健康で若いときは，子どもとともに障害を克服し，親子の愛のきずなを深めましょう．

一，わが子の心配だけでなく，病弱や老齢になった親には暖かい思いやりをもち，励まし合う親となりましょう．

一，この子の兄弟姉妹には，親がこの子のいのちを尊しとして育てた生き方を誇りとして生きるようにしましょう．

〈施設や地域社会とのつながり〉

一，施設は子どもの人生を豊かにするために存在するものです．施設の職員や地域社会の人々とは，互いに立場を尊重し，手をとり合って子どもを守りましょう．

一，もの言えぬ子どもに代って正しい意見の言える親になりましょう．

〈親の運動〉

一，親もボランティア精神を忘れず，子どもに代って奉仕する心と行動を起こしましょう．そして，だれでも住みよい社会を作るよう努力しましょう．

一，親の運動に積極的に参加しましょう．親の運動は主義や党派に左右されず，純粋に子どもの生命の尊さを守っていきましょう．

5 守る会の記念大会にご臨席の両陛下

　守る会は，会の結成以来，毎年全国大会を開催してきている．創立30周年，40周年，そして50周年に記念大会が行われたが，いずれも天皇皇后両陛下のご臨席を賜った．こうしたことは稀なことであり，天皇ご一家は，昭和天皇を含めて，重症児に関して，深い慈しみと強い関心を持たれていると言える．昭和天皇は，小林先生や糸賀先生から何度もお話をお聞きになり，重症児のことを深く理解しておられた．それに劣らぬほどに現在の天皇皇后両陛下も深い想いをお持ちであることが，ご臨席を賜った記念大会での温かいお言葉にも表れている．

6 守る会運動の経過

　守る会が実践してきた運動について，代表的なものを以下に見ていきたい．

❶ 昭和40年代

　1964（昭和39）年6月13日に守る会の結成大会が行われ，それまで小林先生が発行して来た月刊誌「両親の集い」を会の機関誌として受け継ぐことになった．これは途切れることなく今日も発行が続けられている．その内容は関係機関からも高く評価され，ほとんどの大学の図書館がこの機関誌を購読している．

　重症児施設の設置推進運動は，会の結成以後，相当の期間，主要な運動の1つであった．その成果は，国立療養所の重症児病棟の設置という形で結実し，1966（昭和41）年度から実施された．同時に，重症児施設の法制化も重要な運動であり，重症児施設が児童福祉法の中に位置付けられたのは1967（昭和42）年8月1日で，児童福祉法第25次一部改正によってであった．

また，直接処遇職員に対する待遇改善の運動も，守る会の一貫した運動であった．その1つは「調整数」と言われるもので，民間の施設ではあまり問題とならないが，国立，公立施設の場合には大きな意味を持っていた．重症児の直接処遇職員には調整数5が適用されており，調整数1は4％であるので，調整数5は20％，すなわち通常の給料の20％を加算したものを本俸として支給するということで，この調整数を維持，高める運動を行っていた（現在の独立行政法人国立病院機構においては，「調整数」での加算は行っていない．職種別の「特殊業務手当」が支給されている）．また，配置基準の改善運動も大きなテーマであった．法制化されたときの重症児施設の配置基準は2：1であった．一病棟の定床が40名とすれば，そこで働く直接処遇職員の数は20名が原則となる．ところが1973（昭和48）年になると，全国的に施設職員の腰痛問題や頸肩腕症候群など健康が脅かされるような事態が相次いで発生した．この時に強く指摘されたのが，直接処遇職員の配置基準の不備という問題である．重症児施設の場合，2：1の配置基準では，安定的な看護，介護を維持することは困難であるという施設側の訴えを受けて，守る会もそれを支持する運動を展開した結果，1971（昭和46）年度の1.5：1という基準が最初に出された．これは「成人の重症児を入所させる場合には」という注釈がついていて，実効性のないまま短期間に終わり，1972（昭和47）年度からは，重症児施設の直接処遇職員は，一律1：1という基準が適応されるようになった．

❷ 昭和50年代

　昭和50年代になると医療，福祉，教育の充実を求める運動という面が強くなり，増加しつつあった公立，民立の重症児施設の場合，施設間格差が指摘され，まず，医療の充実が課題となっていった．そのために，看護師，理学療法士，作業療法士などの増員，充足を求める運動が展開された．一方，国立療養所の場合には，指導員や保育士の配置が少

なく，かつ，直接処遇職員の配置基準1：1が適用されないことから，サービスそのものに不満をもつ家族の意見が徐々に大きくなってきたのもこの頃のことである．

1979（昭和54）年度からは養護学校の義務化が実施されるようになった．その結果，施設から地域の養護学校に通学する重症児もいたが，大半は施設内学級に通うこととなり，それぞれの施設に教室が設けられるようになった．同時に，在宅の重症児の場合には，訪問教育が行われるようになったが，都市部にあっては，主として肢体不自由児養護学校に通学するケースが増えていった．この場合，学校滞在中の介護の問題や医療行為の問題などが新たな課題となり，守る会の運動はますます多岐にわたるようになってきた．

❸ 昭和60年代から現在まで

昭和60年代から現在にかけては，在宅施策の充実が運動の中心となってきている．緊急一時保護事業は以前からあったが，これを「短期入所事業」という名称に変更するとともに，内容も社会的事由のみならず，私的な事由においても短期入所が利用できるようにすることや，重症児通園・通所事業を拡大充実すること，あるいは養護学校での医療行為に対するさまざまな理解や対策についての運動などを展開してきた．さらに，超重症児への対応についても，守る会は積極的に働きかけてきた．ちなみに「超重症児」という用語は，守る会会長である北浦雅子氏が考えたものである．

守る会は親の会であると同時に，他方では重症児施設を運営する事業者でもある．1966（昭和41）年に社会福祉法人となり，療育相談，通園・通所，診察など，さまざまな事業を行ってきた．また，「保健医療・福祉施設あしかがの森」「東京都立東部療育センター」など現在まで複数の施設や事業所を運営するまでになっている．

5 先駆者の想いと現代福祉の傾向

1 先駆者の想いに学ぶ

　重症児福祉をはじめ，わが国の福祉は変革期を迎えている．特にここ10年余りの間に，さまざまな制度の改変があり，詳細な反省や検討がなされないままに，政局に翻弄された観もあり，わが国の福祉は高い崖から流れ落ちる大きな滝に向かって進んでいるようにも思える．また，福祉思想，自立思想，人権思想などにも大きな変化が生じ，私たちは前進しているのか，後退しているのか，それすらよくわからない状況にあるのではないだろうか．

　重症児施設の建設や法制化を見届け，その後の福祉の拡がりに尽力してきた先駆者は，当時のこうした施策の制定や制度化の意味をどう考えていたのだろうか．糸賀先生の著述からそれを検討し，現在の福祉の傾向と守る会の果たす役割について考えてみたい．

2 糸賀一雄先生の著述から

　まず糸賀先生の著述[1]から長い引用を行う．

❶ 生産性重視からの変革

　「ここにわが国ではじめて，公的に重症心身障害児対策が日の目を見ることになったのである．　―中略―　生産に従事するようになる人間をつくることが課題とされ，文部省や厚生省，労働省などの対策が進められてき

5. 先駆者の想いと現代福祉の傾向　　*57*

た ―中略― 私たちはこの考えを，頭から否定するものではなかった．現実はまさにそうであるのだ．

ところが，こういう考え方の方向は，ちょっとあやまると，とんでもない危険をおかすことになる．それは精神薄弱児（原文のママ）にたいする資本投資を，経済的な能力が開発されるかぎりにおいて，という交換条件をもちだすような考え方になりがちなのである．

公の税金をつかうにはあくまでも慎重でなければならない．税金をはらった人たちに，はらったことが恩恵としてはねかえってくるように税金はつかわれなければならない．したがって，直接にも間接にも，生産的社会資源としての価値がないときは，なるべく金をつかわないが，みるにみかねる気の毒な状態にたいしては，人間の同情心として，このくらいはしてあげるのが当然ではあるまいかという程度の対策が登場してくることになる．そうなるとこの対策の位置づけはひじょうに不安定なものになってしまう．経済開発のなかで，人間的資源の開発という思想をめぐって，精神薄弱児(者)にたいする同情が，時に強まり時に弱まって，それによって対策は増減するかもしれないということになる．

重症な心身障害児をもった親たちは，絶望のなかに暮らしてきたが，その絶望にたいしては，同情はあっても積極的な意味での政策は，長い間なかったのである．それはまったく社会復帰の可能性がないという理由から，あとまわしにされてきたと見てもよいと思う．

しかし，既にのべたように，昭和38年のあたりから，重症心身障害児対策は日本の政治や行政のなかで力づよく打ち出されるようになってきた．これは一歩前進したというよりも，考え方の方向が根本的に変革されつつあることのあらわれとみてもよいと思う．

なぜかといえば，これは，教育や医学の努力と進歩によって，また社会の受け入れ態勢が整備されて，この子たちの社会復帰の可能性が大きくなったから，可能性の拡大，滲透として重症心身障害に肉迫しようというのではな

いということなのである．そうではなくて，いわゆる社会復帰などは期待できなくても，そこにこの子たちがいるのだというただそれだけの理由で，重症の心身障害児という現実に，真正面からずばりととり組む姿を示しているからである．—以下略—」
(昭和40年9月18日記，糸賀一雄著作集Ⅰ，pp165-167)[1]

❷ 価値観の転換

「軽いひとたちへの対策でさえまだ充分ではないのに，投資しても社会のリベートが期待できないひとたちの対策は，あとまわしになってもやむを得ないという考え方が底に流れていた．そういう考え方をはねかえして，重度対策がおし進められるようになったのは，日本の経済が復興して順番がまわってきたからというよりも，親たちの熱烈な願いが関係者の心魂をゆさぶったからだと見てよいと思う．経済のこともさることながら，祈りと願いの力を結集して，子どものほんとうの幸せのために立ち上がったのである．—中略—

重症心身障害のこの子が，ただ無為に生きているのではなく，生き抜こうとする必死の意欲をもち，自分なりの精いっぱいの努力を注いで生活しているという事実を知るに及んで，私たちは，いままでその子の生活の奥底を見ることができなかった自分たちを恥ずかしく思うのであった．重症な障害はこの子たちばかりではなく，この事実を見ることのできなかった私たちの眼が重症だったのである．—以下略—」
(昭和36年10月30日記，糸賀一雄著作集Ⅱ，p111)[1]

❸ 社会の理解と共感

「滋賀銀行の首脳部の方たちは，私たちを信用して1,500万円のお金を貸してくださった．銀行としての常識からは，おそらく考えられない協力をしてくれたのである．—中略—

このように，普通では到底考えられないような協力が重症心身障害児対策を支えてくれた．法律も制度も何もない重症心身障害児のための新しい施設

5．先駆者の想いと現代福祉の傾向

建設が，こうしてとにかく杭打ちをおえることができたのである．この間の事務局の苦痛は言語に絶するものがあった．4,600万余円の資金調達についてのこの苦しさが，多くの人々の共感をよびおこした．友人知人が私たちの事業に共鳴してくれた．なかにはこの事業のことを伝えきいたひとりの小学生が，自分の毎月のおこづかいから200円ずつを建設資金にといって送りつづけてくれたのである．かくして重症心身障害児のためのびわこ学園の建設は，社会の理解と共感のもと，ひとつの先駆的な活動としてひろがっていった」
（昭和36年10月30日記，糸賀一雄著作集Ⅱ，p99）[1]

3 色あせることのない先駆者と親の想い

　糸賀先生の著作から大変長い引用を行い恐縮ではあるが，今，この時点で改めて糸賀先生の文章に触れると，ここには今に続く，福祉の思想や施策への根本的な課題を見つけることができる．

　糸賀先生にとって重症児施設の法制化や施策の実現は，社会の人びとの憐みや慈善，善意や同情によって左右されるような福祉のあり方とは，違う次元の出来事だったと捉えており，それは，教育や医療や社会の発展に伴う整備基盤ができ，重い障害児にも社会復帰の道が拓けたなどということでもないと認識されている．

　糸賀先生にとって重症児施設の法制化や施策の実現は，「考え方の方向が根本的に変革されつつあることのあらわれとみてもよい」くらいの福祉思想の変化であったと，感動的ともいうべき文章で記されている．その理由として，「いわゆる社会復帰などは期待できなくても，そこにこの子たちがいるのだというただそれだけの理由で，重症の心身障害児という現実に，真正面からずばりととり組む姿を示しているからである」と，高い評価を述べている．そして，そうした施策の実現には，「親たちの熱烈な願いが関係者の心魂をゆさぶったからだと見てよいと

思う．経済のこともさることながら，祈りと願いの力を結集して，子どものほんとうの幸せのために立ち上がったのである」と，守る会を含む親たちの努力，運動を称えている．

さらには，「重症な障害はこの子たちばかりではなく，この事実を見ることのできなかった私たちの眼が重症だったのである」と述べ，重症児から学ぶべきもの，汲み取らなければならないことが多くあることを指摘している．そして，こうした運動や事業の実現には，人びとの共感と理解が必要であり，重症児運動に，そうした運動の先駆的な意義を見ている．

守る会の活動は，糸賀先生が述べているように，こうした思想や理念を基に半世紀にわたり運動を続けてきたわけであるが，現在の福祉の情勢を見ると，危機感を抱かないわけではない．経済的・教育的な格差，低所得・非正規職員・貧困の問題，介護負担や医療費の増大などが社会問題化し，国民に対する社会的負担が厳しくなってきた今，重い障害を持つ人への多額の福祉・医療費支出へのまなざしは，いつ半世紀前の世論に戻らないとも限らないからである．

そして，こうした今だからこそ，わが国はどのような社会を目指すのかを明らかにすべきであり，「最も弱いものをひとりももれなく守る」ということが，今後も持続して，社会の人々に共感をもって受け入れられるのか，それは今後の守る会の存在や活動に，託された大きな課題と言っても良いだろう．わが国は，重症児に関する唯一の先進国である．わが国は，生命尊重の意識が非常に高いとも言われているが，その背景には重症児の存在が大きい．重症児に関するわが国の福祉は，わが国が生んだ文化である．私たちは，このことを心に刻んで，今後も努力しなければならない．

(岡田喜篤)

4 ひたむきな運動が社会の共感の輪を広げる

　守る会の結成から，現在に至るまでの経過を概観した．半世紀にわたる活動と，重症児福祉，施策に果たしてきた役割，また，その意義は，あまりにも深く，広い．そのため限られた紙面ではそのすべてを紹介することは到底不可能と言わざるを得ない．

　多くの親たちにとって，障害児を生み，育てることは，過去の社会情勢においても，また，制度が充実してきた現在においても，大変な苦労や重圧を覚悟しなければならないだろう．そうした親たちが立ち上がり，社会の壁や制度や見えない偏見や差別に立ち向かい，しかも，「最も弱いものを一人ももれなく守る」という言葉に凝縮された，純粋な一点を見つめて，ひたむきに共感の輪を広げ，政治家や官僚さえも動かし，幾多の施策や制度を成立させ，いのちの尊さ，人が生きることの素晴らしさ，誰のどのような人生も豊かにできることを証明してきたその事実とあゆみに，改めて筆者は驚嘆するのである．そして，第5章にて詳述するが，その中心には，常に北浦雅子(きたうらまさこ)という女性が存在し，その運動を，思想を，体現していることを，私たちは忘れてはならない．

〔蒔田明嗣〕

5 守る会の三原則と現代におけるサスティナビリティ概念

　今日，世界中で異常気象が頻発し，テロや紛争も多く，何より多くの国や人びとが富を求めて狂奔しているような状況にある．一方で，わが国では，殺人事件の50％は親族によるもので，残る40％が知人，友人などの顔見知りの犯行で，あとの10％が意味不明の殺人，無差別殺人といわれている．わが国の場合には年間1,100〜1,200件の殺人事件が起きているが，この比率は近年変わることはない．その他65歳以上の

高齢者の犯罪が急増しており，また，18歳未満の未成年の犯罪が年々低年齢化し，凶悪化してきている．こうしてみると，現代社会は，極めて病理的な状態にあるということが明らかである．

　第1章でも少し触れたが，こうした状況に対して，国連においても，今までのような経済の成長や産業の開発，地域の開発を行って世界を発展させることには限界があり，したがってこれからはサスティナビリティ（Sustainability：持続可能性）という概念を徹底的に追及していかなければならないと訴えている．

　Sustainabilityは，その社会的行為が持続可能性を持っているという意味ではない．むしろ，その社会的な行為が本当に人類にとって意味のあるものであり，人を差別しないものであり，将来にわたって安定的なものであり，環境を保全するものであり，すべてにおいて人間社会が重視しなければならないような状態を目指して努力することである．

　このSustainabilityの基本的な考え方は，実は，守る会の三原則と完全に一致していると言ってよい．Sustainabilityの基本的原則では，一人ももれなく地球の人びとを守る，何人も排除しない．これが第一の原則であり，第二の原則は，争ってはならない，争いをなくさなければならない．そのためにはさまざまな格差，貧困の是正に全力を尽くさなければならない．そしてまた地球を大切にしなければならない．このままいけば地球は必ず滅びていく，生命体が住めない惑星になってしまう，それは近未来に起こるかもしれないと訴えている．守る会は，すべての人びとが，さまざまな，多様な考え方をもっていたとしても，それを超越して，みんなで努力しなければならないと三原則で唱えてきたが，全く同じことを現代のSustainabilityの基本的原則にみることができるのである．重症児から私たちが学んできた思想や運動は，いみじくも現代社会の将来を示唆する運動にもつながっていることを重要に思う．

〔岡田喜篤〕

文献

1) 糸賀一雄著作刊行会：糸賀一雄著作集Ⅰ〜Ⅲ，日本放送出版協会，1982．
2) 岡田喜篤：重症児に導かれて．平成18年度全国重症心身障害児施設長会議講演録，両親の集い，598(10)：2-20, 2006．
3) 岡田喜篤：守る会の基本理念と福祉改革期の心構え．第23回関東・甲信越ブロック大会基調講演，両親の集い，678(2)：2-18, 2014．
4) 社会福祉法人全国重症心身障害児(者)を守る会：50年のあゆみ．2014．
5) 岡田喜篤：新年巻頭言．北の療育，239：1-2, 2016．

第 4 章

重症心身障害児(者)と障害概念

1

わが国の障害者基本法にみる障害の概念

　2011（平成23）年8月に改正された障害者基本法の第2条において「障害者」の定義が見直され，「身体障害，知的障害，精神障害（発達障害を含む）その他の心身の機能の障害（以下「障害」と総称する）がある者であって，障害及び社会的障壁により継続的に日常生活又は社会生活に相当な制限を受ける状態にあるものをいう」とされた．さらに第2条第2項に，社会的障壁とは「障害がある者にとって日常生活又は社会生活を営む上で障壁となるような社会における事物，制度，慣行，観念その他一切のものをいう」という一文が追加された．このことは「障害」が個人に帰属する「医学モデル」から「社会モデル」としての概念を取り入れた定義へ変更されたことを意味する．さらに，障害者福祉に関する理念法ともいえる障害者基本法によって，わが国の障害者は，従来の身体障害，知的障害，精神障害（発達障害を含む）という3障害に加えて，難病などの慢性疾患に伴う機能障害も含まれることとなった．この変更は，国連の障害者権利条約の考え方に合わせたものである．

世界保健機構(WHO)による障害モデル

国際障害分類(ICIDH)の障害モデル

1981(昭和56)年の国際障害者年の前年(1980年)にWHOは,「機能障害・能力障害・社会的不利の国際分類」を刊行した.これは通称「国際障害分類(ICIDH)」と呼ばれている.

ここでは,障害は疾病ではなく,疾病・変調・傷害など健康状態の変化によってもたらされる諸帰結を意味する概念である.疾病や変調が原因となって,機能障害が起こり,ついで能力障害がもたらされ,その結果として社会的不利をきたすというものである.同時に,機能障害から直接に社会的不利が引き起こされる場合もあるという.

ICIDHが世界的に高く評価されたのは,障害を3つの異なる次元で理解するという階層的な構造を示した点であった.Impairment(機能障害)とは,医学的・生物学的に理解する次元で,Disability(能力障害)とは,日常生活にどのような影響が及ぶかという次元,Handicap(社会的不利)とは,社会的存在としてどのような影響を被るかという

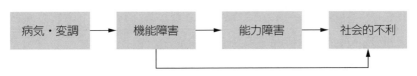

ICIDH 国際障害分類(1980)の障害モデル

次元で，WHOの思想は，このような理解の仕方を示しながら，障害の問題は，本人の問題であるとともに，環境と支援の問題として理解されなければならないというものであった．それまでImpairment（機能障害）の次元でしか障害を理解してこなかった多くの人たちに対して強いインパクトを与えた[1-4]．

2 ICIDHの課題と改定への努力

世界中に大きな影響を与えたICIDHではあったが，その評価や期待が大きかっただけに，さまざまな批判や注文も寄せられた．それはあまりにも医学モデルに偏っており，一方的であること，機能障害・能力障害・社会的不利という表現は，障害者のマイナス面のみを強調し，プラスの部分を無視するものであること，その人が置かれている環境を軽視していること，などが指摘されたのであった．

このため，WHOは1990（平成2）年から改訂作業にとりかかり，1992（平成4）年以降は，毎年国際的な改訂会議を開催した．アルファ案，ベータ1案，ベータ2案と命名された草案について世界的な検討がなされ，それらを集大成した最終案が2001（平成13）年5月22日のWHO総会で採択され，「ICF（生活機能・障害・健康の国際分類）」が発表された．これはわが国では「国際生活機能分類」と呼ばれている[1-4]．

3 国際生活機能分類（ICF）の生活機能モデル

ICFは，国際障害分類の改訂版でありながら，あえて，障害のみを対象とせず，人の生活に関するすべての面を対象としている．障害を3つの構造的な次元で理解することに変わりはないが，マイナス面だけを強調するのではなく，プラス面をも重視し，「心身機能・身体構造（body

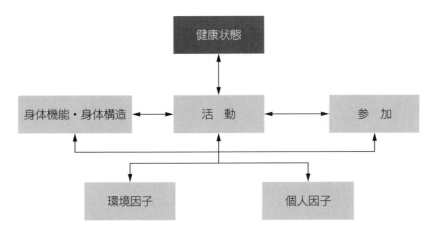

ICF 国際生活機能分類（2001）の生活機能モデル

function and structure)」「活動（activity)」,「参加（participation)」など中立の用語を使用している．また，ICFでは，ICIDHで「疾病・変調」とされていたものが,「健康状態」と表現されている．これは疾病，変調，傷害，外傷などの包括用語であり，妊娠，加齢，ストレス，先天性異常，遺伝的素質なども含んでいるという．さらに用語の新しい使い方としてdisability（障害）を説明している．これは，機能障害，活動制限，参加制約の包括用語で，個人とその背景因子（環境因子と個人因子）との相互作用のうち否定的な側面を表すものである．

個人因子は，年齢，性別，社会的状況，人生体験などを指し，環境因子とは，生産品と用具，自然環境と人間がもたらした環境変化，支援と関係，態度，サービス・制度・政策の5つのカテゴリーを規定しており，支援や態度を生活機能に影響を及ぼす社会的要因として位置付けている．

ICIDHのモデルが一方向性だったのに対し，ICFでは，それぞれの概念が相互作用を持っていることを示している[1-4].

医学モデルと社会モデルの統合

　ICF は以前より議論があった障害に対する医学モデルと社会モデルについて，対極的な視点を持ち，どちらも重要であるとしている．医学モデルでは，障害は個人の問題であり，専門家による治療や訓練が必要であり，その個人が変化することを求められる．それに対し，社会モデルでは，障害は基本的に社会によってつくられた問題であり，社会が環境を変え，支援を改める必要があるとする．

　障害発生の急性期や発達期にある児童の場合，医学モデル的な関わりが重要であり，十分に意味があることは理解できるが，発達期を大きく過ぎた場合，あるいは障害を受けてから長期間経っている場合においても医学モデルに固執するのは，人権侵害に関わる問題となる．個人が変わることができなくとも，この場合は，環境を変え，支援を変えることで，個人の生活も人生も大きく変えることが期待できる．このことからも，ICF の生活機能モデルでは，医学モデルと社会モデルの統合が大切であるとしている．ICF は，これらの 2 つの対立するモデルの統合にもとづき，その統合を図るうえで「『生物・心理・社会的』アプローチを用いる」と述べている．また，WHO の ICF ビギナーズガイドでは，その統合モデルの名称を「生物・心理・社会モデル（bio-psycho-social model）」と定義している．

3

重症児(者)の概念の変遷

　ここで，重症児(者)の定義や概念についての変遷について改めて見ていきたい．

 重症児(者)概念の変遷と混乱

1 「重症心身障害児」への名称統一

　小林提樹氏が初めて重症児のことを世に訴えた1955（昭和30）年のはじめの頃は，「重症心身障害児」という言葉はなかった．もちろん，そのような状態の障害児がいなかったわけではない．ただ，その実態は今よりもはるかに広い範囲の障害状況を持つものであった．後に，小林氏はこのような障害児を医学的重症児，介護的重症児，社会的重症児の3つのグループに分けて説明した．

　医学的重症児の中には，身体的な健康状態の問題だけでなく，行動障害などさまざまな反応を示す子どもたちも含めていた．介護的重症児は，その子の日常生活を送るために非常に濃密な介護，支援を要する子どもたちで，それは到底親や家族だけで支えられるものではないというものである．社会的重症児は，障害児に対する差別や偏見に満ち溢れている社会の中で，この障害児と家族は到底生きることができない，そうした困難に直面している子どもたちのことである．なお，こうした状況は，今日においても続いていると考えられる．

　こうした流れの中で，「重症心身障害児」という名称が定められたの

は，1959（昭和34）年で，全国社会福祉大会に重症心身障害児対策委員会が設置された時である．それまでは，「重症欠陥児」「重複欠陥児」「不治永患児」など，名称の統一がなされていなかったのである．

❷ 昭和38年の厚生省事務次官通達

　1963（昭和38）年，厚生省事務次官通達が出されたが，その時の重症児の定義は「精神的障害および身体的障害が重複し，かつ重症である児童」とされた．現在の定義では「身体障害」ではなく，「肢体不自由」となっているが，「身体障害」と「肢体不自由」ではその範囲が大きく違う．「身体障害」の場合は，先天性心臓疾患，腎臓疾患などいわゆる内部障害も含まれ，そのほか聴覚障害や視覚障害も含まれるなどかなり広い概念である．また，「かつ重症である」という文言があるが，これは医学用語ではなく，行政用語とされており，重度の障害が2つ以上ある場合を「重症」と表現している．

❸ 事務次官通達の中の「重症心身障害児施設入所選定基準」

　この事務次官通達の中には，「重症心身障害児施設入所選定基準」が示されており，具体的な入所対象者として，①高度の身体障害があって，リハビリテーションが著しく困難であり，精神薄弱を伴うもの，ただし，盲または聾唖のみと精神薄弱が合併したものを除く，②重度の精神薄弱があって，家庭内療育はもとより重度の精神薄弱児を収容する精神薄弱児施設において集団生活が不可能と考えられるもの，③リハビリテーションが困難な身体障害があり，家庭内療育はもとより，肢体不自由児施設において療育することが不適当と考えられるもの，などが示された．しかし，実際の入所児は，必ずしも定義どおりでなくてもよいとされていたので，現実の重症児はなお相当の範囲に及んでいた．

❹ 国立療養所の重症児病棟併設の中で

　1966（昭和41）年度から，政府は全国にある国立療養所のうち80カ所に重症児の施設療育を担う病棟を併設することを決定した．厚生省

は，国立療養所における重症児療育の開始に際して，先の次官通達に代わる新しい定義を示したが，その中に「……児童および満 18 歳以上の者〔重症心身障害児(者)〕」とし，18 歳以上の人たちを正式に重症心身障害者としたのである．また同時に「重症心身障害児施設入所対象選定基準」が削除された．

新しい通達により，重症児問題は児童だけでなく，18 歳以上の年長少年および成人を含む概念となり，それを重症心身障害者（重症者）と呼ぶことが認められたことになる．一方，入所対象選定基準が廃止されことにより，それまで身体障害のみのケースや知的障害のみのケースでも重症児として入所させることができたが，新しい通達では入所対象にならなくなった．ただし，そのことが厳密に守られたとは言えない，ここでも柔軟な対応がとられていた．

❺ 昭和 42 年の重症児施設法制化における定義の変更

1967（昭和 42）年 8 月 1 日，児童福祉法の改正により，「第 43 条の 4」が加えられ，重症児施設が児童福祉施設として法制化された．この改正に伴い重症児の新たな定義として「重度の精神薄弱と重度の肢体不自由を重複する児童」とされた．さらに「第 63 条の 3 第 1 項」の規定が設けられ，18 歳以上の人を含む重症者でも，児童福祉法によって，重症児と同様の処遇を受けることができるようになった．ここに，重症児福祉における児・者一貫体制が確立されたのであった．

ただし，この定義の変更は，第 2 章でも触れたように，定義が狭められたことにより親たちの混乱と不安を呼んだ．そのため，国会は法案を改正するにあたって，実際の運用については柔軟に対応することを要請する付帯決議を行った．

❻ 昭和 42 年の事務次官通達「発児 101 号」

付帯決議を受けて厚生省は，1967（昭和 42）年 8 月 24 日，事務次官通達を発した．これが「発児 101 号」と言われる省令で，「重症心身

障害児として処遇することが必要と考えられる場合や，その地域に適切な対応をなす社会資源が乏しい場合などは，重症児施設に入所させることができる」という内容であった．

❼ 児童福祉法の一部改正と障害者総合支援法の影響と課題

第2章でも触れたように，2012（平成24）年，児童福祉法の一部改正と2013（平成25）年4月1日の障害者総合支援法の施行に伴い，「発児101号」は自動的に廃止されたものと考えられる．そうだとすれば，これまでの特例的な扱いはどうなるのか，この点に関して課題を残している．

また，重症心身障害児とは，わが国独特の法律概念で，現在は「重度の知的障害及び重度の肢体不自由が重複している児童」と定義されている．ただし，わが国では身体障害者ならびに精神障害者については，それぞれ法律上の定義が存在するが，第1章でも見て来たように「知的障害児(者)」の定義は明確ではない状況にある．

他方，国際的な動向として知的障害の概念は変遷をたどっており，従来からの知能指数（IQ）による程度分類から，支援の程度区分に移行してきている．このため，重症児の定義における「重度の知的障害」とはどのような状態を指すのか明確ではない．また，2012（平成24）年の児童福祉法の一部改正と2013（平成25）年4月1日の障害者総合支援法の施行に伴い，重症児に関する従来からの慣例的な名称や制度も改められ，一部に混乱を来たしているのも事実である．

例えば18歳未満の児童で，重症心身障害の状態を示す場合は，その人を「重症心身障害児」と呼ぶことは正しいし，それを略して「重症児」と呼ぶことも注釈をつける限りさしつかえないだろう．しかし，18歳，19歳の年長少年や20歳以上の成人に重症心身障害が認められる場合，この人たちを「重症心身障害者」と呼ぶことができるか否かは，今のところ法律的な根拠は見当たらない．おそらく，「児童福祉法に規

定される『重症心身障害児』に相当する状態の年長少年ないしは成人」などと表現したうえで,「ここでは,この人たちを『重症心身障害者(ないしは重症者)と呼ぶ』」などと断らなければならないと思われる.

また,第1章で触れたように,「精神薄弱」から「知的障害」へと用語が変更になっているが,「知的障害」という用語は,知的機能の障害すべてを意味する言葉であり,老人性認知症も外傷性認知症も知的障害の1つであるから,「知的障害」は,かつての「精神薄弱」概念の上位概念に位置付けられるはずである.この点に関しても課題が残る.

重症児(者)とは,どのような状態の人を想定するのか,実際の入所支援,在宅支援において,その定義をどう解釈し,実情や実態に合わせていくのか,まだまだ議論が必要である.

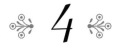

重症児(者)の英語表記について

1 日本では1995年にSMIDを採用

日本重症心身学会は,1995(平成7)年9月,わが国の法律概念である「重症心身障害」を表現する英文用語として「Severe Motor and Intellectual Disabilities (SMID)」を採用した.重症児に対しては,わが国だけが,法律に基づいて,その生活・教育・医療を渾然一体として提供している.その営みは,専門的にして総合的,組織的にして個別的,計画的にして臨機応変的な仕組みに支えられている.それゆえに,得られた知見は質・量ともに膨大で経験値としても,福祉的実践として

も，さらには学術性においても，貴重な価値を有するものである．加えてそれは，現在，世界のいずれの国においても，得ることのできない唯一性を伴っている．この事実は必然的に人類すべてに還元されるべきものと考えられ，国際語としての英語表記の必要性が認識されたのであった．

　一方，わが国でいう重症児は，当然，他の国々においても多数存在する．それは特に先進国といわれる国々において著しい．わが国ほどには体系的な制度や対応策が豊かではない状況の中で，それゆえ真摯な努力を続けている人たちは少なくない．そして重症児の名称もさまざまで，それは時代とともに変化している．筆者の知るところでは，1970年代にProfoundly retardedと呼ばれ，やがて1980年代はSevere Multiple Disabilities，そして最近ではMedically Fragile ChildとかMedically Intensive Child，あるいは，Ventilator-dependent ChildないしはTechnology-dependent Childなどとも表現されてきた．こうした子どもたちを何とかしようとして，国際学会でも関心を集めており，学会レベルでは，Profound Multiple Disabilities（PMD）が標準的な名称になりつつあるように思われる．

2　PMDの概念について

　わが国の重症心身障害に関しては，「重度の知的障害と重度の肢体不自由を重複する」という法律的な定義が存在する．ただし，先述したように，わが国には知的障害の法律的な定義は明確ではなく，「重度の知的障害」とは，どのような状態を指すのか，厳密には不明確である．かつてWHOが「精神薄弱（Mental Deficiency）」なる名称と概念に替わって，新たに「精神遅滞（Mental Retardation）」なる名称と概念を採用するようになったとき，WHOは日本政府に対して問い合わせを

行ったとされる．それは「精神薄弱から精神遅滞への変更を政府として受け入れるか否か」というものであった．このとき日本政府の回答は，「新しい概念，すなわち精神遅滞を採用するが名称はそのまま精神薄弱を使用する」というものであったという．

このことによって，わが国の用語と概念は国内的に著しい混乱を招くことになった．すなわち，精神薄弱と精神遅滞は名称ならびに概念を含めて同義語であると理解する人が大勢を占めるに至ったのである．正しくは「概念は精神遅滞を採用するが，名称は変えない」というのが政府の見解であったが，このことを知る人はほとんどいなかった．やがて国際的潮流は，変化することの乏しいIQを重視するより，教育的努力や経験によって変化する可能性の高い適応行動に注目する精神遅滞の概念の優位性を支持するようになり，その結果，支援重視の考え方が広がった．残念ながら，わが国では精神薄弱の概念がそのままとなり，その分類もIQの程度分類が揺るぎない存在として定着するようになった．今や世界的にはIQの測定すらも行わず，支援の程度で分類する傾向が主流となっている．したがって，重度の知的障害とは，重度の支援を必要とする状態を指すものだが，わが国の重症児の場合，どのように解釈すべきだろうか．かつて日本政府は，「国際概念に従う」としてきた．そのような立場から想定すれば，重度の知的障害とは，「支援程度が重度である知的障害」を意味することになる．そうなると今後の重症児の障害内容は，従来のままではなく，IQレベルは70ないし75以下であれば差し支えなく，むしろ重度の肢体不自由を示すケースが重症児の仲間入りをする可能性が高くなる．

一方，国際的に定着しつつあるPMDは，現在のところ，明確な定義は存在しないようである．すでに用語の変遷については先述したが，1970年前後のアメリカでは，Profoundly retardedと呼ばれていたが，それは日本の重症児のうち，大島の分類[注]の区分1に相当する人たち

であった．次いで1988年のリハビリテーション世界会議では，Severely Multiply Handicappedと表現され，このときには，大島の分類の区分1と重度の肢体不自由が含まれていた．しかし，PMDと称されるようになってからは，必ずしも「寝たきり」状態のケースだけでなく，大島の分類の区分1, 2, 3, 4のいずれをも含む形でレポートが出されており，結局はわが国の重症児の概念と諸外国で呼ばれているPMDは，ほとんど等しいとみてもよいと考えられる[5]．

注）大島分類
府中療育センター元院長大島一良氏が副院長時代（昭和46年）に発表した重症心身障害児の区分．

					IQ
					80
21	22	23	24	25	
					70
20	13	14	15	16	
					50
19	12	7	8	9	
					35
18	11	6	3	4	
					20
17	10	5	2	1	
					0
走れる	歩ける	歩行障害	すわれる	寝たきり	

大島の分類
（大島一良：重症心身障害の基本的問題．公衆衛生 35：648-655, 1971を改変）

5

おわりに

　ここまで，重症児(者)や国際的な障害概念について，その変遷や現状を見てきたが，最後に，「障害」に関する根本的な課題について筆者の思いを述べてみたい．つねづね感じることであるが，わが国においては「障害」と「病気」を混同したり，同一視したりする傾向があるように思う．それは一般の人たちだけではなく，医療や福祉の専門職である医師や看護師，保育士や介護士にも見られる．このことは国際的な視野で見た場合に問題があると考える．

　欧米において，「障害」とは「Disability」（英語圏以外でも語源を一にする言葉で表される）と表記される．わが国において「障害」という言葉がいつ，どのような経緯の中で生まれたのか筆者は詳しくはわからないが，少なくとも，「Disability」の概念の中に「病気」という意味は含まれない．その同義語や類似語においても，また反意語から見ても，「Disability」に「病気」という概念を見い出すことはできない．

　「Disability」とは，「病気」とは明らかに異なる概念であり，それはこれまで見てきたように，障害というものは個人の機能低下のみで判断されるものではなく，社会や環境によって生み出され，影響され得る包括的な概念であることを示している．このことの意味をわが国においては，もっと掘り下げて考える必要があるだろう．

　また近年，「障害」という文字に抵抗感を覚え，「害」の字を「がい」と平仮名表記したり，「碍」としたりする人も増えてきている．その思いは十分理解できるが，「Disability」には，もともと「差し障り」や「害

がある」(またはそれを持っている) などの意味はない．「Disability」の日本語訳は，「障害」を当てる場合も見られるが，現在明確には存在しない．今後，その意味や概念に照らし合わせた日本語訳を考えなければならないだろう．しかし，「障害」という言葉をそれに当てることは不適格であることは，今まで述べたとおりである．その意味や概念を国際基準に合わせるためにも，「障害」という言葉そのものを改める時期に来ていると筆者は考える．

(岡田喜篤)

文献

1) 上田　敏：リハビリテーションとQOL．作業療法ジャーナル，26(1)：23-27, 1992.
2) 世界保健機関(WHO)，障害者福祉研究会編：ICF 国際生活機能分類—国際障害分類改訂版．中央法規，2002.
3) 上田　敏：国際障害分類(ICIDH)から国際生活機能分類(ICF)へ—改定の経過・趣旨・内容・特徴．ノーマライゼーション，6：9-14, 2002.
4) WHO：Towards a common language for functioning disability and health, Genva, 2002：http://www.who.int/classifications/icf/site/beginners/bg.pdf
佐藤久夫・他監訳：ビギナーズガイド，生活機能，障害，健康に関する共通言語にむけて．ICF 国際生活機能分類，日本障害者リハビリテーション協会，障害保健福祉研究情報システム DINF, 2007.
5) 岡田喜篤：重症心身障害児(者)の英語表記．重症心身障害療育マニュアル，第2版，医歯薬出版，p30, 2007.
6) 岡田喜篤，三田勝己：障害の概念と療育．第1章 重症心身障害児(者)の療育の理解，岡田喜篤監修，新版 重症心身障害療育マニュアル，医歯薬出版，pp24-30, 2015.
7) 岡田喜篤：重症心身障害児とは．特集 重症心身障害児の看護，小児看護，11(1)：50-54, 1988.
8) 岡田喜篤：世界唯一の重症心身障害児医療福祉の今日的意味．日本重症心身障害学会誌，38(1)：3-9, 2013.
9) 岡田喜篤：守る会の基本理念と福祉改革期の心構え．第23回関東・甲信越ブロック大会基調講演，両親の集い，678(2)：2-18, 2014.

第5章

重症心身障害児(者)医療・福祉の歴史に忘れてはならない人びと

1

重症児福祉誕生以前における 小林提樹氏の足跡

　重症児福祉において，小林提樹氏は，最も重要な人物であり，小林氏を抜きに重症児の歴史は語れない．ここでは，各章との重複もあるが，あえて小林氏が重症児に出会い，重症児の福祉に関わっていくまでの足跡をやや詳細にたどってみたい．

「重症児福祉」のはじまり

　重症児への福祉的対応の開始とは，いつ頃と考えるべきだろうか．それは，「重症児の父」といわれる小林提樹氏の足跡の中にあるはずだが，その時期を特定するような試みはほとんどなかったと思う．

　小林提樹氏（1908年・明治41年〜1993年・平成5年）は，2016（平成28）年現在，生誕108年を経過し，その没後から数えても，四半世紀近くになろうとする今日，小林氏の存在や重症児福祉の黎明期における事情などは，徐々に人びとの記憶から遠ざかろうとしている．筆者は，医師となってからの小林氏の人生そのものが「重症児福祉」であったと思うが，それは贔屓目に過ぎると言われるかも知れない．そこでここでは，日赤産院および付属乳児院に入院中の児童について行政当局が行った方針に，小林氏が憤然として立ち向かったその時を，わが国の重症児福祉の嚆矢とし，それ以前における小林氏の足跡をたどってみたい．

2 母校の大学病院における障害児外来

　もともと，小林氏と障害児とのつながりは，第二次世界大戦勃発以前に始まる．1935（昭和 10）年 3 月に医学部を卒業した小林氏は，母校・慶應義塾大学小児科教室に入局したが，とりたてて大きな目標があったわけではなかった．たまたま，付属病院の小児科外来では，先輩の小川三郎氏が障害児外来を開設しており，小林氏はその外来に「ただ何となく」参加するようになったのである．

　今日でこそ，いわゆる「発達障害外来」なるものが各地に多数設置されているが，この場合の発達障害とは，わが国独特の概念であって，その内容は自閉症スペクトラム障害，注意欠陥多動障害（ADHD），学習障害（LD）を主体としており，欧米における発達障害とは，まったく異なるものである．そして，わが国の場合，大学病院などが障害児全般を対象とする外来を開設している例は現在でも極めて少ないが，慶應義塾大学の小児科教室においては，いまから 80 年以上も前に開設されていたわけであるから，まさに驚嘆に値する．ただし，小林氏によれば，自身は外来診察室に入って見学するという程度の参加状況であって，小川氏の助手的役割とか，ケースの担当医ということではなかったという．

　この頃までの小林氏は，自身の著書や講演の中でも触れているように，無感動・無気力であったという．それが，思わぬ出来事を契機として，障害児問題に深く関わるようになっていく．

3 小川氏の転勤と障害児外来の閉鎖

　小林氏が入局して間もなく，小川氏は聖路加病院に転勤することとなり，それに伴い，障害児外来は閉鎖された．この件について，小林氏には何の相談もなかった．そのためか，障害児外来の閉鎖を聞いたときも

驚くことはなかった．

　ところが，小川氏が去った後，病院の受付や外来看護師たちは，障害児外来を求めて受診する親子を小林氏に依頼するようになった．いつの間にか，慶應病院の障害児外来の担当医は小林氏ということになってしまった．

　こうした事態に戸惑いはあったが，決して不快なこととは思わなかったという．ただ，受診した障害児にどう対応したらよいのかさっぱりわからず，困惑するばかりであった．一方，訪ねてくる母子の姿は，例外なくひたむきであった．その姿をみるたびに，小林氏は，わが身の非力を思い知らされるばかりだったが，他方では，障害に無知であったことが，かえって母子心中や一家離散を回避する結果をもたらしたのではないかと思われるケースもあった．やがて小林氏は，物に憑かれたように寝食を忘れて，障害に関する書物や文献をむさぼるように読み漁り始めた．

4　母子から学んだこと

　慶應病院の小児科を受診する障害児の中には，すでに著名な大学教授の診断を受けていたというケースも少なくなかった．しかし，そこでどのような対応がなされたかを知った小林氏は，驚き，呆れるばかりか，激しい怒りを禁じ得なかった．

　明らかに小頭症である児童について，「まだ小さいので，そのうちに育ちますよ」と言われるのはまだよいほうで，「近くのお医者さんに時々診てもらってください．わざわざこんな遠いところまで来る必要はありませんよ」と，暗に拒否する有名教授すらいたのであった．当時の状況を小林氏は，「今の医学も，教育学も，まだ無力であるが，だからと言って，それを見て見ぬふりをすることは許されるものではない．広い視野の中で，本人や家族を支えようと努力する必要がある」と確信す

るようになった．

5 学位取得との決別

　当時，小林氏は，他の教室員と同様，博士号取得のための研究テーマを抱えており，教室から派遣されて，基礎医学の生化学教室で研究を行っていた．小林氏が障害児問題に深い思いを抱きつつあった1937（昭和12）年半ばは，日中戦争が勃発した時期であり，社会情勢には不穏な空気が漂っていた．そして，学位論文の進捗状況は，ほぼ完成に近づいていた．一方，小林氏は大学の助手という身分にあったが，生活費はもっぱら故郷の長兄からの仕送りに頼っていた．小林氏によれば，決して裕福というほどではなかった長兄に，多大な負担をかけていることは心苦しいことではあった．その兄は，ひたすら弟の学位取得を待ち望んでいるはずだった．

　こうした状況の中，小林氏は，重大な決断に踏み切るのであった．障害児に尽くすことを生涯の道と定め，そうするからには，学位取得に執着する必要はないと考えたのであった．このことを小児科教室の教授と，研究指導の生化学教室の教授に了解を得る必要があった．加えて，学位取得を願って経済的支援を続けてくれている長兄の同意を得る必要もあった．教授の2人は，完成直前の論文を惜しみながらも，本人の意向を認めてくれた．気懸かりだった長兄は，一言の苦言もなく快諾してくれた．改めて長兄には感謝の気持ちが込み上げてきたという．

6 結婚と長男の誕生と死

　学位への研究活動に決別した小林氏は，障害児への診療と相談に明け暮れていたが，教室の同僚たちには，次々と召集令状が届き，そして彼

らは戦地に駆り出されていった．時代は不穏な様相を強め，やがて小林氏にも召集令状が届くであろうことは明らかだった．誰もが明日以後の生き方に不確かさを感じ始めていた．

　そのような中，1938（昭和13）年の秋，小林氏は結婚した．クリスチャン同士，教会での結婚式だった．すでにこの頃，わが国は軍国主義の風潮が強く，キリスト教への風当たりもかなり厳しいものがあった．その点からみても，新夫婦は強い信仰心で結ばれていたと思われる．翌年の暮れ，小林家には初めての子ども（男子）が生まれた．ところが，この子は生まれて間もない時期に腰部が化膿し，これが全身に広がり重篤な状態に陥った．化学療法剤も抗生物質も存在しない時代のことである．そして，ついには髄膜炎を併発して亡くなってしまった．生後36日の命であった．

　小林氏は，わが子に自身の無力を詫びながら，また妻の心情はいかばかりかと察しながら，短い命を懸命に看護してくれたことを深く感謝し，神に額づいて祈りを捧げるのであった．当時の経緯を聞いた筆者は，小林氏が祈りの中で，ある種の「宗教体験」を経験したのではないかと思った．それは，長男の誕生と死が，小林氏の手がける障害児への使命であることを示す神の啓示であるかのように感じられたのではないかと思えたからである．それからの約2年間，彼は以前にも増して障害児に尽くす日々を送った．

7　召集令状，そして極寒の満州へ

　1941（昭和16）年6月，小林氏にも召集令状が届き，彼は極寒の満州（現在の中国黒竜江省，吉林省）に軍医として派遣された．冬の気温は零下数十度という寒さだから，それなりに苦労したはずだが，彼の記録には寒さの記述はなく，自らの傷病兵に対する診療態度が盛んに登場

している．兵士一人ひとりに，可能な限り優しく丁寧に対応できたことに喜びを感じており，そのような医師であり得たのは，障害児のお陰であったとしている．ときには，小林の診療を慕って，他の部隊の兵士が訪れることも珍しくなかったが，それに対して他の部隊の軍医からは，ひどく睨まれたという．

　彼は，1944（昭和19）年6月，沖縄に転じ，次いで敗戦間近の1945（昭和20）年1月には台湾への派遣となり，ここで終戦を迎えた．このことは，戦争終結に伴う帰国とその後の活動を可能にした経緯を考えると，極めて重要なことであった．もし，小林氏がそのまま満州の駐屯を継続する中で終戦を迎えたとすれば，小林氏の運命は，シベリアにおける長期抑留を免れることはできなかったに違いない．そうだとすれば，「わが国固有の誇り高い文化」とさえ言われる「重症児（者）福祉」は果たして誕生し得たであろうか．

8 長男の死を巡る後日談

　台湾で終戦を迎えた小林氏は，さほど大きな困難もなく，1946（昭和21）年1月，故郷の長野に帰還した．周囲の人たちからは，その地で診療を始めてほしいと懇請されることがしばしばあったが，彼はその気になれなかった．障害児医療への思いは大きくても当時の社会情勢は戦後の貧困と混乱が著しく，その中で障害児診療に特化した医療を実施することは，確かに現実的ではなかった．

　自宅で不本意な日々を過ごしているとき，ふと長男のことを思い，戸籍を確かめようとした．死亡届は東京で行ったはずだったが，それ以外のことはよくわからなかったからである．小林氏によれば，埋葬したことはよく覚えているが，その墓地が東京だったのか，実家がある長野だったのか，記憶が定かではなかったという．

ところが，戸籍をみた小林夫妻は，そこに長男の誕生ならびに死亡の記載が一切ないことに気づき仰天するのだった．いろいろ手を尽くして調べたが，長男は戸籍上，存在しないということであった．わが国では，このような事態は起こるはずもなく，万一起こったとすれば，大騒ぎになるに違いない．そのことについて小林氏は，誠に冷静かつ深い精神性を持って受け止めているように感じられた．この顛末を語るとき，小林氏は軽く目を閉じ，祈るような仕草で，何かを呟いていたようだった．「この子は，私に約束をさせるために生まれてきたのだと思いますから，その誕生や死亡が戸籍になくても差し支えないのです」と筆者に説明したのだった．

　この長男の戸籍問題は小林氏の使命感を強く揺さぶったらしい．彼は意を決して，母校の小児科教授に手紙を書き，障害児診療の場を与えてほしいと懇願した．

9　日赤産院小児科への赴任

　1946（昭和21）年4月，小林氏は，教授の計らいにより渋谷区宮代町（現，渋谷区広尾町四丁目）の日赤産院の小児科部長として赴任することになった．しかし，終戦後1年も経過していない東京には，子どもがほとんどいなかった．当然，障害児の受診も少なかったが，やがて人びとは徐々に東京に戻り始めた．それに伴って予想しなかった事態に困惑したのであった．それは，生後間もない年齢の捨て子が多く，その中には障害児がしばしば含まれていたのであった．小林氏は産院に赴任した翌年の4月から，慶應義塾大学の付属病院でも週2回午後の時間に障害児外来を開始した．

　一方，捨てられた新生児や乳児に関しては，翌年度から日赤産院に乳児院が設置され，小林氏が院長を兼務することとなったが，小林氏は，

乳児院の開設を待てず，密かに産院で匿うこともあった．これは明らかに違法行為だったが，戦後の混乱期のため，これを止める人もいなかったらしい．しかし，必要な衣食はどうしたのだろうか．小林氏に筆者は直接聞いてみたことがある．それによれば日曜日や祭日になると，何人かの看護師とともに新宿駅から列車に乗って買い出しに出かけたのだとのことだった．メンバーは，いずれも空のリュックサックを背負い一日がかりの仕事だったという．小林氏の実家がある信州などにも出かけたと思われる．

　それにしても，日赤産院当局としては，さぞ迷惑なことだったに違いない．後日（といってもかなり経過した昭和30年前後のこと），小林氏の奮闘ぶりは，「福祉新聞」が数回にわたって報道している．内容は，重度かつ重症の障害をもつ子どもたちの存在と支援の必要性を訴えるもので，小林氏に極めて好意的な記事であった．そしてつい筆が滑ったのか，「それにしても，病院当局の理解は乏しい」という意味の記述があった．小林氏の場合，その正義心からとはいえ，相当な「掟破り」を続けていたこともある．したがって，産院にすれば，病院当局はむしろ「よくぞここまで我慢してくれた」と言いたいところだったかも知れない．

10　学位取得への薦め

　すでに戦前，小林氏は障害児のためにすべてを傾注することを決意し，そのため，学位の取得は必要なしとしていた．ところが，1947（昭和22）年のある日，その学位の指導者だった末吉教授から速達便を受け取った．

　取り急ぎ参上した小林氏に教授は，「戦前のデータをまとめて論文にし，それを学位審査にかけるように」と言われたのであった．しかし，研究関係の資料はことごとく焼失していたのでそれを告げると，教授は

黙って立ち上がり，ガラス張りの戸棚から書類を取り出し，「ここにあるよ」と言って差し出してくれた．それは，小林氏が作成した研究成果一式であった．弟子の研究成果を，大切に守ってくれたのである．小林氏は，教授の科学者としての用意周到さ，学問への忠実さ，そしてその真摯な人格に胸を打たれる思いであった．小林氏は，教授の勧めに従い論文を提出し，1948（昭和23）年に学位を授与された．

「日赤両親の集い」から「両親の集い」へ

　小林氏の存在とその実践は，間もなく，障害児の親たちに広く知られるようになり，外来診療だけでも多忙を極めるようになった．小林氏は，外来の多忙さにも関わらず，親たちの要請に応えて，勉強会を開催した．その第1回目は，1955（昭和30）年7月9日（土）午後で，場所は日赤産院の小児科外来待合室であった．以来，毎月の第2土曜日の午後に開催されたが，参加するのは日赤産院に通う親たちだけでなく，遠くは関西や東北から，それも学校の教師や学生までもが集まるようになった．

　しばらくすると，期せずして参加者から，集いの内容を貴重な資料として発行してほしいという要望が示された．このため，小林氏は1956（昭和31）年から月刊誌の発行を開始した．その第1号は，同年1月14日発行の，B5版・22ページ刷りで，何とガリ版刷りであった．驚くことに，執筆，編集，ガリ切り，印刷のすべてを，小林氏自身が行っている．しかも，22ページに及ぶ原稿の数々は，何人かの名前で執筆されているものの，いずれも小林氏ひとりがいくつかのペンネームを使って執筆しているのであった．この月刊誌は，第2号から活字印刷となり，月刊誌名も「日赤両親の集い」から，「両親の集い」へと変更された．以来，月刊誌は，毎月必ず発行され，やがて「全国重症児(者)

を守る会」の発足に伴い，その発行が引き継がれるようになるまで，約8年間，97号まで，小林氏がひとりで編集・発行してきたのである〔1964（昭和39）年6月号・第98号から，守る会発行となった〕．

12 小児科病棟・乳児院に対する行政処置

　今日，どの社会でも，成果主義とか費用対効果と呼ばれる判断基準がある．問題は，その適用範囲程度にあると思う．特に，医療，教育，福祉のようにもっぱら対人的行為を主体とする場合にあっては，表面的尺度では測りきれない要因が少なくない．かつてわが国では，治癒困難とみられる慢性疾患や重度・最重度の障害に対して，保険診療ないし福祉的対応を認めないという方針が存在した．そのことは現在でも皆無ではないかもしれないが，戦後しばらくの頃はかなり露骨であった．

　日赤産院小児科病棟の重度・重複障害児たちは，小児科診療の対象ではなく，乳児院の場合は年齢超過であることから，退院が強制的に行われたのであった．これには，普段物静かな小林氏が激しく反対した．それからの小林氏は，まさに「鬼をもひしぐ」勢いで訴え始めたのであった．

　以上，小林氏が重症児に出会い，重症児の福祉に関わっていくまでの足跡をたどってみた．これ以後，小林氏は，神に選ばれし人のように，重症児福祉・医療に生涯をかけ，後世の人々から「重症児の父」と呼ばれるようになるのである．

2

黎明期に奔走し，大きな足跡を残した人びと

　ここでは，重症児(者)医療・福祉の黎明期に奔走し，大きな成果と足跡を残し，後世に影響を与えた先達の4人の人物を紹介する．小林氏についても，改めて略歴を紹介する．

小林提樹氏　〈1908（明治41）～1993（平成5）年〉

　小林提樹氏は1908（明治41）年，長野県で生まれた．1935（昭和10）年，慶應義塾大学医学部を卒業後，まもなく同大の障害児外来に参加し，重症児と出会い想いを深めていった．同大小児精神衛生相談室開設中に応召，終戦の翌年1946（昭和21）年に帰還後，日本赤十字社産院小児科部長として赴任した．

　日赤産院には小林氏を頼って，さまざまな障害児たちが訪れ，診療の他，療育相談や親の集いなど，障害児，家族に寄り添うような活動に尽力した．重度の障害児の現状を改善するために奔走し，幾多の困難を経て，多くの人たちの共感と協力を得，1958（昭和33）年に「財団法人日本心身障害児協会」を設立，1961（昭和36）年3月，日本初の重症児施設島田療育園を開設した．こうした先駆的な取り組み，活動から「重症児の父」と呼ばれる．1970（昭和45）年，朝日賞（現在の朝日社会福祉賞）を受賞．1993（平成5）年3月7日，逝去．

2 草野熊吉氏 〈1904（明治37）～1999（平成11）年〉

草野熊吉(くまきち)氏は1904（明治37）年，福島県で生まれた．1923（大正12）年17歳のとき，関東大震災で被災，社会事業家のアキスリング宣教師に助けられ，師のもとでハンセン病施設，母子ホーム，授産施設など福祉活動に関わるようになる．

戦後，家庭裁判所で調停委員をしていたときに，離婚相談の中で，障害児をもつ母親がしばしば離婚を余儀なくされることに胸を痛めていた．当時は，家庭でも地域でも，周囲からの差別や偏見が強くあり，母子心中や子殺しに追い込まれることが少なくなかった．このため，誰でも受け止められる施設を作りたいと願っていたが，行政当局は児童福祉法に基づく施設以外は認めないということであった．1958（昭和33）年11月，東京郊外（現，東村山市）の雑木林にあった家屋が「秋津療育園」病院として開設許可された．その後，1964（昭和39）年，重症児施設として認可された．1976（昭和51）年，朝日社会福祉賞を受賞．1999（平成11）年8月17日，逝去．

3 糸賀一雄氏 〈1914（大正3）～1968（昭和43）年〉

糸賀一雄(いとがかずお)氏は1914（大正3）年，鳥取県で生まれた．1938（昭和13）年，京都帝国大学文学部哲学科を卒業後，滋賀県庁に奉職する．1946（昭和21）年，戦後の混乱期の中，知的障害児施設近江学園を設立する．1954（昭和29）年から重複障害児のグループ「杉の子組」を編成し，特別な療育を行い，1963（昭和38）年7月，西日本で初めての重症児施設びわこ学園の認可を得た．

環境や働きかけによって，極微な変化を遂げるという事実に感動した糸賀氏は，どのような子どもも必ず発達するとの確信をもち，そのよう

な発達を促していく支援の重要性を「発達保障」として強調した．医師である小林提樹氏が重症児のことを「不治永患児」と呼んだことに対し，糸賀氏は強く反発したといわれる．その背景には，上記の発達保障理論があったためと思われる．「この子らに世の光を」ではなく，「この子らを世の光に」と唱えた言葉と思想は，あまりにも有名である．1966（昭和41）年，朝日賞（現在の朝日社会福祉賞）を受賞．1968（昭和43）年9月18日，逝去．

4 北浦雅子氏 〈1921（大正10）年～現在〉

北浦雅子氏は1921（大正10）年，東京で生まれた．1947（昭和22）年，次男 尚氏が種痘後脳炎後遺症により脳性小児麻痺を発症したことから，小林提樹氏と出会い，さまざまな支援者，協力者を得て，親の立場から重症児福祉運動に奔走，1964（昭和39）年には全国重症心身障害児（者）を守る会を，夫北浦貞夫氏とともに結成．貞夫氏が逝去した後は，会長に就任し，50年余にわたり，親の立場から一貫して重症児福祉，施策に対し，提言や活動を展開してきた．守る会は，全国各地に支部を持ち，「決して争ってはならない」「最も弱いものをひとりももれなく守る」など，会の三原則は，多くの人びとの共感を生み，北浦氏は重症児運動の象徴的人物となっている．1975（昭和50）年，貞夫氏とともに朝日社会賞を受賞．2012（平成24）年，東京都名誉都民となる．

以上，ここに紹介した人物は，誰もが認めるように，重症児医療・福祉に多大な尽力と影響を与えたことは紛れもない事実であるが，黎明期において，これらの人びとを支えた障害児の親や奉仕者，政治家や行政職員，また報道関係者など，多くの人びとがいたことも強調しておきたい．また奇しくも，紹介した4人ともに朝日賞を受賞している．

3

重症児医療・福祉に努力された人びと

　ここでは，先達の人びとの後を引き継ぎ，実際に施設運営という形で尽力した人たちを紹介する．

1 岡崎英彦氏（びわこ学園初代園長）

　岡崎英彦氏は京都大学の出身で小児科医になるとともに，糸賀一雄氏の事業に共鳴し，ともに障害児問題に取り組み，1946（昭和21）年に近江学園の園医となり，1963（昭和38）年にびわこ学園の園長に就任，1966（昭和41）年には第二びわこ学園の園長となり，後に社会福祉法人びわこ学園の理事長も兼任した．日本重症児福祉協会常務理事など岡崎氏は重症児施設の充実に尽力し，職員の配置基準，あるいはそれに対する事業報酬（当時は措置費ならびに医療費）が非常に困窮していたため，何とか全国の施設によい条件が得られるようにと，親の会と協力して陳情や運動を行った．1987（昭和62）年6月11日，逝去，65歳．

2 江草安彦氏（元 社会福祉法人旭川荘名誉理事長）

　江草安彦氏は岡山大学医学部を卒業後，同小児科学教室を経て，旭川荘の理事長となった川﨑祐宣氏の医療福祉の思想に共鳴し，肢体不自由児施設，知的障害児施設の創設に参画し，1967（昭和42）年，重症児施設旭川児童院を開設，その後も専門学校や大学など医療・福祉の人材

育成にも傾注した．医療，福祉，教育，また海外事業など，広範囲な分野で公職を持ち尽力したが，重症児分野においては，長年，日本重症児福祉協会（現，公益社団法人日本重症心身障害福祉協会）の理事長を務めた．2015（平成27）年3月13日，逝去，88歳．

3 大谷藤郎氏（元厚生省医務局長）

　大谷藤郎氏は京都大学医学部を卒業し，厚生省に入り医務局長を務めた．大谷氏は学生時代からハンセン病に対する正しい考えをもっていた．ハンセン病は長い間「らい予防法」という法律のもとに，多くの患者が国立療養所に強制収容されていった．当時，京都大学の小笠原登助教授は，ハンセン病は感染することは非常に稀で強制収容の必要はない，在宅療養でよいと論文に書き，学会でも発表したが，そのために糾弾を受け京都大学を辞し，故郷の愛知県で診療所を開設して，そこでハンセン病の患者を診ていた．大谷氏は学生時代より，夏休みになるとそこへ手伝いに行っていた．自身が厚生省の高官となったとき，「らい予防法」を廃止にしようと尽力し，退官後，その想いは叶った（平成8年廃止となる）．

　大谷氏はこうした非常に大きな人間愛をもっており，信念を貫き，大勢にも流されなかった．小林提樹氏は，障害児に理解のなかった役人に対して，ほとんどよい印象を持たなかったが，大谷氏に対しては唯一とも言える親しみと尊敬をもっていた．小林氏は非常に純粋な性格で，それゆえ，世俗的な融通や妥協を嫌っていた．そのため孤高の人のような存在になっていくが，それを支えたのが大谷氏と言える．大谷氏は小林氏の想いを深く理解し，小林氏が島田療育園を辞任した後も支え続け，小林氏が設立した「重症心身障害児研究会」（現，重症心身障害学会）の設立などにも尽力した．

4 有馬正高氏〔社会福祉法人全国重症心身障害児(者)を守る会理事長〕

　有馬正高(ありままさたか)氏は，東京大学医学部を卒業し小児科教室に入る．その後，東邦大学医学部に勤務．その頃から小児神経科医として，障害の問題を非常に重要視していた．重症児施設が設立されるようになり，いろいろなケースが報告されるようになったが，特に有馬氏が報告した悪性症候群，高熱症候群などは，重症児の医療に携わる者がその問題を学ぶ大きな機会となった．その後，鳥取大学脳神経小児科の教授となり，鳥取や松江の国立療養所に併設された重症児病棟とも関わりをもつようになる．その後も国立武蔵療養所神経センターなど，重症児分野の人材育成に尽力した．1994（平成6）年には，守る会が運営する重症児施設である東大和療育センターの院長に就任．今日，重症児医療の分野で活躍している医師は，有馬氏の教えのもとに重症児の世界に入ったという人が多い．

4

小林提樹氏を支えた人びと

　ここでは全国初の重症児施設島田療育園を開設した小林提樹氏を支えた人たちについて紹介したい．

1　島田伊三郎氏（島田療育園建設に尽力）

　すでに第3章でも触れたが島田伊三郎（いさぶろう）氏は，島田療育園という名前の由来となった人である．島田氏には良夫氏というお子さんがおり，今日で言えば「動く重症児」にあたる人であった．多額の資金を出し，今の島田療育センターがある土地を購入し，小林氏に重症児施設の建設を願ってその土地を寄贈した．島田療育園にとっても，重症児の歴史の上でも，忘れてはならない人である．

2　中沢千代子氏（元島田療育園総婦長）

　小林氏の日赤産院時代に看護師として勤務，また島田療育園でも勤務し，後に総婦長となった．小林氏の思想と努力に共鳴し，小林氏のよき部下であるとともに，よき協力者でもあった．
　日赤産院時代，重症児が医療の対象にならないということで行き場を失ったとき，小林氏は日赤産院の小児科に重症児を秘かに匿った．このとき困難を極めたのが重症児への食事の問題であった．中沢氏はそのため，小林氏とともに週末にかけて小林氏の故郷である長野県までリュッ

クサックを背負って，闇買いに出かけた．そこまでしても，重症児を守ろうとしたのである．晩年は日立市に住み，通園施設の所長として障害児との関わりを持ち続けた．

3 秋山泰子氏（旧姓・石橋/医師）

小林氏と日赤時代より一緒に診療を行い，小林氏を支えた．小林氏は世俗的なことが苦手で交渉事もうまくはなかったため，そうした面でも助けとなり，頼りにしていた．秋山泰子氏はその後，クリニックを開業し，障害児たちを地域で診療している．

4 植田悠紀子氏（旧姓・八代/看護師）

植田悠紀子氏は島田療育園の看護師として小林氏のもとで働いた後，日本医科大学を経て，国立公衆衛生院の衛生看護学部の主任研究員となったが，ずっと小林氏の書記的な仕事を手伝っていた．特に小林氏がそれまで診察した1万5,000人にも及ぶ障害児のカルテをすべて整理した．このカルテ群は現在，東大和療育センターに保管されていると思われる．植田氏は障害児の予後を研究するうえで，学術的にも価値があると思い整理に努力した．植田氏はその後，長崎のシーボルト大学看護学部の学科長，また学部長を務め，さらに沖縄県立看護大学へ移りそこで退官した．

5 山川常雄氏（社会福祉法人日本心身障害児協会理事長）

山川常雄氏は，若い頃に島田療育園に勤めて，最初は病棟での勤務もしていたが，その後は事務職となり，小林氏の薫陶を受けた．現在，小

林氏に親しく仕えた方の中で，数少ない存命者と思われる．

6 上野　滋氏（元全国重症児（者）を守る会本部長）

上野滋（しげる）氏は，もともとは厚生省の職員で，社会援護局に勤務していた．定年後，小林氏に私淑して，小林氏の仕事を助けたいとのことで，島田療育園の事務長に就任した．その後は守る会の本部長として，重症児福祉の充実に尽力した．大変物静かな性格で，黙って必要な資料を集めたり，面倒な仕事を引き受けたりした．後輩の面倒見もよく，多くの人たちから慕われた．

5

北浦雅子氏を支えた人びと

ここでは，重症児（者）を守る会の会長である北浦氏を支えた人たちについて紹介したい．

1 小林提樹氏（島田療育園初代園長）

前述した小林氏は，重症児の親の会を育てた人物でもある．親の会は1964（昭和39）年6月13日に東京都の虎ノ門にある発明会館で設立大会を開いた．そのきっかけになったのは，小林氏のサゼッションである．重症児は児童福祉法で受け止めるので18歳以上のものは対象にしないとの厚生省からの説明を受け，親たちが大変嘆き悲しんだ．その時に小林氏は親たちに「親の会を作りなさい．そして社会に訴えなさい」

と勧め，それがきっかけとなって重症児を守る会ができたのである．

2 秋山ちえ子氏（評論家・エッセイスト）

秋山氏は評論家，エッセイストとして世に知られているが，放送ジャーナリストの草分け的存在でもあり，1963（昭和38）年，NHKから派遣されヨーロッパ各地を取材し，障害児に対する施策が充実していることから，日本でも重い障害児のことを受け止めてほしいと考えた．当時，内閣官房長官の橋本登美三郎氏の夫人がNHKのアナウンサーであったため交友関係にあり，閣僚の夫人たちを島田療育園に見学に連れていくなど，重症児に対する日本の政策の充実を訴えた．こうした成果が総理官邸における「国立コロニー懇談会」へとつながっていった．親の会に対しても，さまざまな協力を惜しまなかった．

3 有馬真喜子氏（元朝日新聞社記者）

有馬真喜子氏は当時朝日新聞の記者だった．1965（昭和40）年5月～1966（昭和41）年4月まで朝日新聞に連載された「おんもに出たい」という記事を担当し，重症児問題についてキャンペーンを行った．この記事が世論に大きな影響を与え，その後の重症児対策推進の大きな気運となった．それ以後も，守る会への協力を惜しまず，大きな力となっている．

4 伴淳三郎氏（俳優）・森繁久彌氏（俳優）

現在東京都の世田谷にある全国重症児(者)を守る会の本部「重症児センター」には，玄関を入って正面に壁に陶板の壁画がある．その壁画は，

伴淳三郎氏（ばんじゅんざぶろう）が描いた絵に，森繁久彌氏（もりしげひさや）が詩を書いている作品である．この絵は1969（昭和44）年に守る会が設立した通園施設「あけぼの学園」の開所式の時に伴氏が色紙に描いたものをモチーフとしている．この施設の建設のため伴氏らは「あゆみの箱」から寄付もしている．

「あゆみの箱」についての経緯は第3章でも触れたが，伴氏が非常に尊敬していた映画監督の川島雄三氏が筋萎縮性側索硬化症（ALS）で，「自分のような障害を持つ子どもたちのためにみんなで援助してほしい」ということから，伴氏らを連れてさまざまな施設を見学に行った．残念ながら川島氏は45歳の若さで急逝したが，伴氏はその意志を受け継ぎ，芸能人の中で福祉活動に関心のある人たちに声をかけ，森繁氏や松山善三氏などと始めたのが「あゆみの箱」運動である．そして守る会にも寄付を通じ，関係ができていった．こうしたことが縁となり，現在も多くの芸能人から重症児について深い理解と協力を頂いている．

5 内藤雅喜氏（元東洋エンジニアリング株式会社社長）

内藤雅喜氏（まさよし）は，守る会の初期の頃から役員を務めた方である．ある時，重症児の報道に触れた内藤氏の夫人が感銘し内藤氏にそのことを話したことから，以後，ご夫妻で長年にわたり，献身的に守る会を支え，経済的援助，社会的援助を続けた．内藤氏は大会社の社長であったが，物静かな実直な方で，理事会においても穏やかで，やるべきことはしっかりと行うという方であった．

6 尾高忠明氏（NHK交響楽団正指揮者）

尾高忠明氏（おだかただあき）はNHK交響楽団の常任指揮者を務めるなど著名であるが，北浦氏のいとこにあたる．もともと北浦氏の出身である渋沢家は，わが

国の「資本主義の父」とも言われた実業家の渋沢栄一氏が著名であるが，尾高家は大変親しい親戚関係で，渋沢家が経済的に苦しくなった時に，尾高家は陰から経済的に渋沢家を支えたというほどの関係があった．

尾髙氏は音楽家として，重症児のために協力を惜しまず，さまざまな支援を行っている．守る会の創立20周年記念大会では，NHKホール使用のために奔走し，当日は重症児関係者の前で「東京フィル・名曲記念コンサート」を指揮するなど，重症児福祉に対し，深い理解と愛情を注いでいる．

 ## 7 尾村偉久氏（元国立小児病院院長）

当時は世田谷にある守る会の本部のすぐ裏に国立小児病院（現，国立成育医療研究センター）があった．尾村偉久氏（お むら たけひさ）はその病院の院長であった．またラジオドクターとしても広く知られていた．尾村氏のお子さんが障害をもっていたことから，守る会運動には非常に力を注いだ．特に，守る会が行う重症児者に関する調査・研究に関して，尾村氏はいつも班長，座長という立場で関わり，障害の重い人たちのことを正しく理解するために努めた人であった．

（岡田喜篤）

文献

1) 岡田喜篤：重症児福祉誕生以前における小林提樹の足跡．重症心身障害の療育，11(1)：29-32, 2016.
2) 岡田喜篤：重症心身障害福祉・温故知新．第26回重症心身障害療育学会学術集会講演録，両親の集い，697(1)：6-15, 2016.
3) 社会福祉法人全国重症心身障害児(者)を守る会：50年のあゆみ．2014.
4) 社会福祉法人旭川荘：旭川荘60年のあゆみ．2015.

第6章

重症心身障害児(者)と人権・権利思想

1 はじめに

　人権とは,「人が生まれながらにもっている生存,自由,平等などの権利」(角川新国語辞典)のことで,別名「基本権」ともいわれるが,一般には「基本的人権」と呼ばれている.個人はすべて人間固有の権利をもっており,国家はその権利を侵すことはできない,ということを意味する.

　人権は,当初もっぱら市民的自由権のみを意味していたが,今日では参政権をはじめ,さまざまな権利が含まれるようになった.その内容は日本国憲法第3章「国民の権利及び義務」の「国民は全ての基本的人権の享有を妨げられない.この憲法が国民に保障する基本的人権は,侵すことのできない永久の権利として,現在及び将来の国民に与えられる」とする第11条から第40条までと,第10章の「最高法規」の第97条に示されているとおりである.また,1948(昭和23)年の世界人権宣言にも「すべての人間は,生まれながらにして自由であり,尊厳と権利において平等である」(第1条),「人はすべて,人種・皮膚の色,性,言語,宗教,政治上その他の意見,国民的もしくは社会的出身,財産,門地または他の身分というようないかなる種類の差別もなしに,この宣言に掲げられているすべての権利と自由を享有する権利を有する」(第2条)にも示されている.

　わが国の憲法ならびに世界人権宣言にみる人権の内容は,①自由・平等などの18世紀的基本権(自由権的基本権),②生存権・労働基本権・教育権などの20世紀的基本権(社会権的基本権)から構成されている

が，今日では，その他，知る権利，環境権，肖像権，人格権，自己決定権など「新しい人権」が基本的人権として承認されている．例えば，知る権利は，憲法第21条の「表現の自由」に由来するものとみられ，環境権は第25条の生存権に由来するといわれる．しかし，多くの「新しい人権」は憲法13条にある「幸福追求権」にその根拠をもつとされ，こうした「新しい人権」は，今後も増えていくものと予想される．

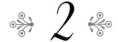

障害者の人権について

　わが国では，2014（平成26）年の障害者権利条約締結に先立ち，2011（平成23）年8月に障害者基本法の改正，2012（平成24）年10月に障害者虐待防止法の成立，2013（平成25）年6月には障害者差別解消法の成立および障害者雇用促進法の改正などの国内法の整備が行われた．なお，障害者基本法については，それまでの障害者施策が障害別で，さらに医療，教育，職業訓練など関連法も個別であったため，総合性，一貫性に欠けていた．それをまとめるために1970（昭和45）年，「心身障害者対策基本法」が施行されたが，1993（平成5）年に「障害者福祉法」に改められた．この名称変更には，障害者福祉の基本が福祉サービスを余儀なくされる人たちへの「対策」として行われるものではなく，人に等しく与えられた権利の問題，またその実現のための支援のあり方の問題であることへの基本理念の変革が名称変更においてもなされたものである．

　障害者の権利条約では「障害にもとづくあらゆる差別の禁止」の中に

「合理的配慮の否定」も含まれると示されている．「合理的配慮」とは，負担になりすぎない範囲において「社会的障壁」を取り除くための必要で合理的な配慮であり，「社会的障壁」とは，「通行，利用しにくい施設・設備」，「利用しにくい制度」，「障害者の存在を意識していない慣習・文化」，「障害者への偏見」などと，障害者差別解消法では説明されている．

　このように障害者に関する一般社会の人権意識は確実に高まっている．しかし，コミュニケーション能力や意思能力に制限が生じる重度の知的障害や重症心身障害のある人たちについては，しばしば無意識的にも，不本意にも，人権を侵害してしまうことがある．そして，このような事態に一般市民が関与することは少なく，多くは，障害者にとって身近な施設職員，家族などによる人権侵害が少なくないのである．

　今日，施設における虐待，体罰，拘束など密室状況での人権侵害がしばしば報道されている．このような明らかな人権侵害のみならず，障害者を揶揄したり，要求を無視したりするなど，日常的な場面での人権侵害も発生している．法律が整備されてきた今，人権侵害に向けた職員研修や援助技術の確立に努めなければならない．また，社会的な支援の不足から家族による人権侵害につながるケースもあり，これまで以上にきめの細かい支援体制の確立も必要である．

3

障害者の権利,尊厳,職員意識について

　障害者の権利という場合,それは「特権」を意味するものではない.障害者であるがゆえに「権利を侵害されたり,人としての尊厳を軽んじられたりすること」に対して,明確な問題意識を求めるという意味で,「障害者の権利」が論じられるべきであろう.
　L. C. ダンが,著書「人間の多様性と進化」[1)]の中で,「遺伝的な糖尿病患者は,インシュリンの投与を受ける権利をもって生まれてきた」と述べているが,同じように障害をもつ人は,「障害について正しい理解を求める権利と必要な支援を受ける権利をもって存在している」と理解すべきであろう.しかし,先述したように,障害者に関する一般社会の人権意識は確実に高まっているが,重度の知的障害や重症心身障害のある人たちについては,現在においても人権意識は高いとは言えず,施設や家庭で人権侵害を来たす場合が少なくない.
　これは筆者が実際に見聞きしたことであるが,ある公立の知的障害施設では,職員が利用者を日常的に殴りつけ,「こういう重度の知的障害者が悪いことをした場合,それが悪いことだとわからせるためには,直ちにその場で痛い思いをさせる必要がある」と述べた.また,ある障害の親の団体が主催する大会の分科会では,施設職員の体罰や施錠の多さに不満を述べた親に対し,「鍵をかけて閉じ込めてもらっているからこそ安心できる」「少々の暴力は仕方がない」という親の意見もあった.また,障害児を生んだことへの自責の念や,自分が高齢化したことから将来に絶望し,障害を持つ子どもと無理心中するという事例も,現代社

会の中で，決してなくなったわけではない．このことは，いまだに社会的な支援のネットワークやセイフティネットが確立されておらず，障害児者の人権問題は，さまざまな形で存在していることを示している．

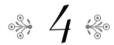

施設における人権問題

1 施設利用者を巡る人権問題の背景

　ここでは，「施設」における人権侵害の問題について，いくつかの例をあげて見ていきたい．ただし現在，さまざまな事業体系があり，人権侵害は「入所利用施設」に限定できない．ここでの「施設」は，グループホームや通所事業所を含めた広い意味での用語として使用する．

❶ 伝統的な施設支配
　利用者が一方的な施設の支配下に置かれるという状況で，生じる人権侵害である．施設や密室性が高いグループホームなどでは日常の事業実態が外部から見えにくく，重大な問題を抱えていても，表面化しにくい危険性がある．

❷ 確信犯的自己評価をもつ施設
　しごきやスパルタ教育を，信念をもって行う施設で，利用者への苦痛や暴力は，すべて教育的指導であり，専門的な療育と考えている．しばしば，親などから熱狂的な支持を得ることもあり，利用者は逃げ場がなくなり，生命の危険に脅かされるケースもある．

❸ 職員の個人的恣意に委ねられている施設

　組織的な方針が乏しく，施設長，幹部職員，一般職員における意思疎通が悪い施設で，日常的な業務が現場職員の個人的な判断に任されてしまう．職員が頻繁に異動するような公立の施設などにこのような傾向がある．

❹ 信念的な職員集団・施設

　障害者への情熱は高く，職員も相当の努力をしているが，施設の目的が固定的に決まっていて，利用者はそれに向かって全力疾走させられる．このような施設では，利用者一人ひとりへの理解や思いやりが，しばしば「優しさはためにならない」「甘やかしは堕落させるだけ」などという理由で，厳しく排除される．特に，自閉症スペクトラム障害の人たちの場合，厳しい人権侵害が起りやすく，またそれに伴い，利用者自身も著しい不適応反応を示す場合が多い．

❺ ごく一部の職員による人権侵害

　全体的には好ましい職員集団であるが，ごく一部の職員が体罰や拘束を行ってしまう．こうした施設では，しばしば人権侵害発生後，「それはごく一部の職員」という応えが返ってくるが，それは周りの職員が黙認していたという点で問題があり，全体の問題ととらえない傾向がある．

❻ 方法論を欠くがゆえの問題

　重度・重症の障害者では，意思疎通が乏しく，自己選択・自己決定の方法がない場合が多い．そのために，本人の権利が守れないという場合も少なくない．例えば，施設入所に際しての本人の同意，公職選挙法における投票行為に関する意思確認，年金の受け取りと管理に関する本人の承諾，医療看護に関するインフォームドコンセントの確保など，さまざまであり，具体的な方法がなされないままに放置されてしまうケースがみられる．

❼ 一市民としての常識を持つこと

　障害者が施設において人権を脅かされる背景は，これまで見てきたように複雑である．職員は施設という組織に属していることから，組織で人権を守るという認識が必要である．施設では，個人的な価値観や努力で人権を守りきることはできない．徹底的に組織人としての認識が要請される．同時に，先に示した一つひとつについて，深く考察する必要がある．これらは施設の中において起こるということを忘れてはならない．施設職員は，施設から離れて，一市民としての常識から施設を見つめる必要がある．「施設の常識は，地域では非常識」という場合があることを忘れてはならない．

2　施設利用者の人権を守るために

　このような人権侵害を防ぐために，どのような姿勢や心構え，また対策が必要なのか，それぞれの施設で真剣に考える必要があるが，以下，若干の提案をしたい．

❶ 障害者観の視点を変える

　障害をもつ人に対し，どの程度の障害があるのかという観点のみに注目するのではなく，どのような支援を必要としているのかという観点をもつことが大切である．そのような障害者観には，人権侵害の余地は極めて少ない．

❷ ケーススタディとスーパービジョン，そしてソーシャルワークの重要性

　利用者一人ひとりを深く理解することが大切だが，それには職員同士のケーススタディと職員教育としてのスーパービジョンの徹底が必要である．個別化された支援計画には，優れたソーシャルワークは不可欠であるが，わが国ではこの点の認識が非常に希薄と思われる．

❸ QOL の測定

　わが国では，QOL が盛んに重視されながら，重度の障害者に対しては希薄である．量的な測定と評価は，人権問題に大きく貢献するものと考えられる．

❹ 施設の処遇管理と情報収集

　管理者は自施設の処遇が適切か否かを常にチェックする仕組みを備え，同時にサービスの専門分野に関して幅広く情報を取集する義務がある．それぞれの施設が単独に行うことも大切だが，施設間の連携によりさらに効果が期待できる．

❺ 第三者機関の強化

　権利擁護機関や成年後見制度など，制度は充実して来ているが，しかし，現実に意思能力を判断することが困難な障害者について，日常生活の意思決定や自己選択をどのように判断すべきなのかは，依然としてあいまいなままである．こうした問題を職員や家族の個人的な選択に委ねるのではなく，社会的，法的な基盤をもって公認された第三者機関が責任をもって決定するなどの制度が必要と考える．

5

重症児(者)の権利について

重症児(者)の権利が注目される背景

　昭和40年代に，重症児(者)施設が福祉体系の中で初めて法制化されたところ，重症児は，どのように手厚くケアしてもその大半は10代半ばまでに亡くなってしまうと見られていた．したがって，わが国の障害児者福祉体系が，児童の処遇と成人の処遇という二本立てを原則とする中で，重症児(者)のみが，例外的に児童福祉体系のみで処遇され，成人施設がなかったのは，上記のような背景があったからである．

　ところが，施設が誕生し，重症児(者)を取り巻く諸条件が改善されてくると，重症児(者)の生命予後もかなり改善されるようになった．もちろん，障害が重ければ重いほど生命予後の改善は難しく，なお早逝するケースも少なくない．また，在宅重症児(者)では，今日でも入所利用している重症児(者)に比べて若年で死亡する傾向が続いている．それでも，全体を通じて，生命維持が改善され，成人を迎える重症児(者)が確実に増えてきているのは事実である．ただ，成人に達しても，法的な意思能力および行為能力が乏しいのが通常で，それゆえさまざまな身分法上の問題が起こってきている．未成年者の間は，親権の中に一応の解消をみていた問題が，法律上満20歳を達した時点で，一挙に問題が表面化するのである[2]．

　これに対し，わが国でも成年後見制度などの法整備が図られているが，主に金銭管理の面が強く，日常的生活の中での決定権や選択権などについては，なお問題が残る場合が多い．

2 多角的な生活様式の選択を図ること

　重症児(者)が今日あるのは，その存在と生命を献身的に支えてくれた人がいたからである．それは親であったり，あるいは先駆的な福祉事業家であったり，その施設の職員であったりした．そこには，重い障害が重複していながらも，ひたむきに生きようとする重症児(者)の中に人間の本質を見い出し，人間の存在様式の多様なることを悟り，すべての人間の尊厳が等しかるべきことを認識した人たちであった．周囲の無理解や偏見と闘いながら，重症児(者)の存在を守り，人として当然の権利を主張した人たちであった．

　こうした人たちの努力が，やがては人びとの認識を変え，社会の仕組みを変えてきたのであった．しかし，今日しばしば指摘される重症児(者)の人権の問題は，時にこの人たちの苦悩を大きくすることがある．

　その典型的なものは，重症児(者)施設の実態であろう．かつては重症児(者)が家庭で療育できることなど想像することもできなかった．長生きすることも期待できなかった．だからこそ，専門施設を作り，そこで手厚い介護によって，重症児(者)の人としての尊厳を守ろうとしたのである．しかし，状況は大きく変化した．現在，施設にいる人のかなりの人たちは，40代もしくは50代まで生命を維持できるものと見られている．これは喜ばしいことである．同時に，それは新しい問題の根源でもある．

　幼い時に親や家族と別れて施設に入り，そこで生命の延長ができたとしても，それが人間の生き方として，どう見ればよいのか，それを考察しなければならない．ここに先駆者の想い，悩みがある．しかし，在宅支援，地域支援の傾向が強くなり，サービスの充実に伴い，障害者の生き方にも多様性が求められ，それがある程度可能となった今，重症児(者)も，その可能性を多角的に検討されなければならない．ただし，こ

れは施設を完全否定して実現するものでもない．新たな施設の役割を自覚し，在宅重症児(者)を支える短期入所事業，通所事業，巡回相談事業など，それぞれ本人や家庭の状況を考え，重症児(者)医療・福祉の拠点として，どのような支援を図るかに努めなければならない[3-6]．

3 疾病の診断・治療における本人の承諾

　重症児(者)のほとんどが中枢神経系に重篤な損傷を伴っている．したがって，単に知的障害と肢体不自由の程度が重度であるというばかりではなく，いろいろな合併症を有していることが多く，これがさらに重症児(者)の一般状態を困難なものにする．特に，てんかん発作，筋緊張の異常，呼吸障害，消化器障害，視覚障害，骨・関節の障害などは，本人の日常生活を不安定なものとするだけでなく，相互の機能に重大な影響をもたらす．

　長く重症児(者)施設が児童福祉施設であると同時に，医療法に基づく病院であるとされ，法的区分が児と者に分かれた今においても，施設が病院機能を有しているのは，こうした重症児(者)の特徴に起因する．したがって，さまざまな合併症に対しては，臨機応変の対処を必要とするが，このような場合，本人と診断や治療について相談することができないのが重症児(者)である．特に親権から離れる満20歳を超えた「重症者」の場合，大きな問題となる．

　診断の内容や治療の選択など，患者としての知る権利，選択する権利が問題となるが，現状では治療側の判断を親の承諾を得て，治療行為に至ることが多いが，このことは，人権の問題であると同時に，何らかの対処を余儀なくされる医療関係者にとっても，重大な事柄である．適切な処置が講じられるよう法制上の整備が必要だと思われる[7,8]．

6

おわりに

　この章で述べた事柄は，法律的には意思能力および行為能力に制限があると思われる人なるがゆえに生ずるものである．また，ここで取り上げた事例などは，基本的人権として認識されている諸々の事項のごく一部を紹介したに過ぎない．

　一方，筋緊張の著しい重症児(者)では，その苦痛を和らげるために，いろいろな方法で手足を固定することがある．知らない人が見た場合，人権侵害に見えるかも知れない．重症児(者)のような障害の重い人たちの場合は，外から見ただけではわからないような状況で人権侵害が起り得る反面，通常の市民生活ではあり得ない特異な行為が必要になる場合もある．だからこそ，こうした人たちについての人権問題は，明確な法的基盤とその厳密な運用が求められなければならない．重症児(者)は，意見や不満を表明したり，必要に応じて自らを守ったりすることができにくい人たちであり，この人たちの周辺には，理念や建前がいくら立派でも，いとも簡単に別の実態が忍び込んでくるのである．「とてもできるはずがないから」「本当はいけないとは思うけど，仕方がない」ということになりやすい世界である．

　わが国の福祉は，ある部分では飛躍的な進展を見せており，また障害者について，基本的人権を擁護するため，成年後見制度，障害者虐待防止法，障害者差別解消法など法整備も進んでいるが，重症児(者)など，重い障害をもつ人たちに関する「人としての尊厳」を「個人」について守るという手段の実践は，まだ始まったばかりと言ってよい．

なお,「虐待防止」や「差別解消」などという法律は,本来,国民すべてに適応される一般法であるべきではないのか,なぜ,障害者に限定するのか,特別視するのか,こうした傾向についての危惧がないわけではない.そのことを,あえて付記しておきたい.

(岡田喜篤)

文献

1) L. C. ダン,柳沢嘉一郎訳:人間の多様性と進化.みすず科学ライブラリー,1972.
2) 滝島幸子:成人重症心身障害者をめぐる身分法上の問題.昭和60年度厚生省心身障害研究・重症心身障害児の年長化に伴う諸問題の解明に関する研究・班会議資料,1985.
3) 岡田喜篤:施設入所者の人権と法的問題(1).愛護,34(8):68-74, 1987.
4) 岡田喜篤:施設入所者の人権と法的問題(2).愛護,34(9):67-73, 1987.
5) 岡田喜篤:施設入所者の人権と法的問題(3).愛護,34(10):67-73, 1987.
6) 岡田喜篤:施設入所者の人権と法的問題(4).愛護,34(11):66-72, 1987.
7) 滝島幸子:身分法の上の問題点.重症心身障害児の年長化に伴う諸問題の解明に関する研究,厚生省心身障害研究・昭和60年度研究業績報告書:241-244, 1986.
8) 中村博志・他:重症心身障害児の年長化に伴う諸問題の解明に関する研究.厚生省心身障害研究・昭和59年度研究業績報告書:283-298, 1985.
9) 岡田喜篤:利用者の尊厳と職員の業務.特集・利用者の権利と援助者の業務,Aigo, 45(8):27-31, 1998.
10) 岡田喜篤:重症心身障害者の権利.特集・精神遅滞者の権利保障,発達障害研究,10(4), 1989.
11) 岡田喜篤,平元 東:人権への理解と配慮.第1章 重症心身障害児(者)の療育の理解,岡田喜篤監修:新版重症心身障害療育マニュアル.pp24-33, 医歯薬出版,2015.

第 7 章

重症心身障害児(者)と自立概念について

1

重度の障害者の自立に必要な諸要因

 「自立」という用語について

　筆者は，かねてより「自立」という用語については，厳密な概念規定が必要だと主張してきた．「自立」という用語と概念があまりにも多様に用いられ，少なからぬ人びとが，全く独自の意味内容をもって，それぞれに「自立」を規定して来たからである．

　後述するように，実際はどのような人でも，本質的な意味における「自立」を達成できる人など一人もいるわけではない．誰もが「自立」を目指して努力しているに過ぎないのであるが，それゆえにこそ，私たちは便宜上従来から，現実的な自立概念を設定してこれを実現しようと努力してきたのであった．ところが，そのような通俗的な意味における「自立」は，障害をもつ人びと，特に重度の全身性障害をもつ人びとを除外した，いわば健常者の身勝手な論理を前提にしてのものであることが明らかにされるようになった．具体的には，米国のエド・ロバーツ（Edward V. Roberts）らが提唱した障害者の自立生活運動において確立された「自立」の概念により，私たちは従来の自立概念に強い反省を強いられる結果となったのである．

2 ノーマリゼーションと自立概念

　ところが，こうした障害者の自立概念が確立した後も，なお，そこに到達することが困難ではないかと思われる人びとが知られるようになった．それが重度の障害者である．そして，この人たちの自立については，「自立に向けて努力している事実」をもって，その人の「自立」としている場合が多く見られるのである[1,2]．

　かつて，私たちは障害を「医学モデル」として受け止めたため，「障害は治り得ない」という事実に縛られ，障害者の人としてのすべてを否定してしまったという過去をもっている．やがて，ノーマリゼーション思想が台頭し，障害がどのようなものであれ，適切な環境と援助があれば，人としての可能性は無限に広がり得るということが浸透していった．もし，重度の障害者には自立がない，できない，ということになれば，かつての過ち，すなわち人としてのあらゆる可能性を否定してしまうという誤りを再び犯すことになるだろう．その危惧は十分に理解できるが，だからと言って，「自立に向けての努力」を「自立」に置き換えることは，混乱を招く要因になることも事実である．以下，「自立」について若干の概念整理を試みたい．

2

3つの自立概念について

 努力目標としての自立

　今日，自立には大別して3つの概念があると思われる[3]．
　その第1は，自立という言語本来の概念である．広辞苑によれば自立とは，「①他の力によらず自分の力で身を立てること，ひとりだち．②他に従属せず自主の地位に立つこと，独立．③自ら帝王の位に立つこと」と説明されている．また，日本語大辞典によれば，「他に従属しないで，ひとりだちすること．他の助けを借りないで，自力でやっていくこと」とある．このように，自立の言語的な意味は抽象的な状態を指している．もしこれが，「いっさい他の力よらず」「いかなることも自分で」，という意味であるとすれば，この世で自立を実現できる人など一人もいないだろう．したがって，自立の言語的意味は観念的か否かを問題にするのではなく，目指すべき努力目標としての意味をもっていると言える．しかし，私たちが通常自立という場合には，暗黙のうちに一定の状況を意味しているように思われる．たとえば，学校を卒業して就職した時などは，「社会人としての自立」とか，「親からの自立」と表現し，親も「息子が自立した」などという．

 「自ら生計を立てる」という自立

　つまり，自立の概念の第2は，世間一般の意味で，それは「社会的・

職業的・経済的自立」に向けられており，通常は「自らの生計を立てる」ことを指していると言える．こうした一般的ないし通俗的な概念とは異なる「自立」を伝えたい場合には，それなりの説明や概念規定が必要になる．すなわち，「排泄における自立」とか，「摂食における自立」などというように特定範囲の自立を意味するか，または，障害者の自立生活運動で登場した概念として，「自立生活運動でいうところの自立」というように表現する．

　この障害者の自立生活運動が登場するまでは，障害福祉の分野でも，自立といえば従来からの一般・通俗概念としての自立，すなわち「自ら生計を立てる」という意味の自立を指していたと思われる．

　昭和30年代半ば，糸賀一雄氏らは，近江学園卒園者の「社会的自立」を見事に達成しているが，その記録を通じても，当時の自立概念は，「自ら生計を立てる」ことを前提としていたと思われるし，1975（昭和50）年の三木安正氏の論述では，「したがって，精神薄弱者を独立自活できるようにすることは，それ自体矛盾したことであって，独立自活のできない者を精神薄弱者と称するということにすべきである」とさえ断言している[4,5]．

　一方，1994（平成6）年以降に発行された日本育成会の機関紙「手をつなぐ」の号外「自立生活ハンドブック」は，まさに自立生活運動における自立を基本として編纂されているが，その内容は，ここでいう重度の障害者に適用するのはかなり困難である．したがって，少なくとも障害者の自立生活運動による新しい自立概念が登場するまで，自立を目指す人たちというのは，軽度，もしくは中度の障害者たちと考えられていた[6-8]．

3 自立生活運動における自立思想

　以上のような流れの中で生まれたのが第3の「自立」，すなわち障害者の自立生活運動において示された自立概念である．障害者分野で「自立」という場合，この「自立生活運動においての自立」の概念を軽視してはならない．なぜなら，この自立概念が確立されたことによって，障害者福祉に関する思想は一大変革を遂げ，具体的な支援のあり方も大きく変わったからである．したがって，自立生活の概念を無視した状況の中で，さまざまな「自立」が登場することは，いたずらに自立の概念を曖昧なものにし，自立に向けての努力を混乱させるだけだと言わざるを得ない．自立生活運動においては，自立を厳密に定義し，それを達成するための条件を厳しく設定し，また自立生活を目指す者に対しても厳しい訓練やカウンセリングが求められているという．

　こうした面で，自立生活運動においての自立を厳密にとらえる限り，重度の障害者が高い可能性をもって自立を達成できると考えることは，必ずしも正しくはない．現に自立生活運動では，「自立」に至らざる状況もあり得るという観念から，その状況を「限定的（modified），条件付き（limited），あるいは半（semi）自立生活」と呼んで「自立生活」と区別している[9]．

　重度の障害者が，一般的な意味にしろ，自立生活運動における意味にしろ，自立に向かって努力し，あるいは豊かな支援によって自立に限りなく近づくことは，常に可能であり，十分に意味のあることを忘れてはならない．しかし，重度の障害をもつ人たちに関する限り，もう一つの新しい「自立」の概念が必要である．

既存の自立思想への反論

　障害者の自立生活(自立生活運動における自立思想)の基本は,「家族や施設という保護のもとから出て,地域の中で独立した生活を営む」ことにある.この場合,伝統的な自立とされてきた「職業的ないし経済的自立」には,何ら拘束されず,すなわち職業やその対価としての賃金の有無に関係なく,「もっぱら主体的に生きること」が自立なのである[10].

　自立生活とは,「自らの判断と決定により主体的に生き,その行動について責任を負うこと」であり,また自立とは,「技術を駆使した自助具を活用するにしても,しないにしても,他人の援助を受けるにしても,受けないにしても,自分の行動に責任を負うことであり,同時に,自らの能力に合った生活を自分で選択し,実践すること」である[11].さらにそれは,家族や施設における介助に終止符を打ち,地域の人々や地域の制度を使い介助を依頼し,自らの責任において日常生活を設計し,管理していくことでもある.

　自立生活を指向する障害者は,管理・保護・配慮という名の下で最低限の保障を受けていた,生存上の便宜,簡単に言えば衣・食・住の提供を拒否し,長期におよぶ在宅生活や施設で身につけてしまった生活の技法を修正しようとする人びとである[12-14].

　このように自立生活では,その主体者たる障害者が,自らの意思で生活内容を決定し,その結果についても責任を担うという実態が重要になる.このような自立生活思想は,従来の概念を打ち破る画期的な思想として登場し,全身性重度障害者を伴う人びとに限りない希望と勇気を与えた.同時に障害者に関する社会的認識と支援のあり方にも大きな変革をもたらした[15].その中心的基盤の1つは伝統的な施設至上主義に対する痛烈な批判であり,そしてパターナリズム(親権主義,父性主義)の拒否であった.エド・ロバーツによる自立生活に関する初期の論述にお

いても，入所施設の非人間的処遇の実態ならびに家族による過度の保護主義がいかに障害者自身の人間性を損ない，社会的自立を阻んでいるかが強調された．

5 自立生活運動が与えた影響

　わが国でも，例えば施設がもたらすホスピタリズムや施設病とは異なる，利用者自身の立場からみた「体験的施設批判」は，改めて施設のもつ弊害の根の深さを教えられる．自立生活運動が与えた影響は，単に自立の意味や自立生活のあり方を教えただけでなく，人間の見方や社会的支援のあり方についても，強烈な変革を迫るものであったと考える[16]．

　こうした，自立生活運動の足跡をたどるとき，改めて，その思想の厳密な理解を求められるような思いがする．それゆえに，自立生活運動における自立とは，どんな人にも易しく獲得できるというものではない．したがってどんな人でも，自立生活を目指すことは何ら差し支えなく，またその可能性があるが，だからといってその努力さえあれば「自立した」と断定することは誤りである．そうでなければ「自立生活」と，そこで認識されている「自立」の厳密な意味をあえて曖昧なものにしてしまうからである．

3

重度の障害者に対する
新たな自立概念について

1 「主体的に生きる」をどうとらえるか

　ここまで，自立生活運動における自立を厳密にとらえることを主張し，また重度の障害者の場合には，その自立を達成することは，しばしば困難であることを指摘してきた．自立生活運動における自立は，どのような援助を受けていても差し支えないが，絶対不可欠な条件は，「主体的に生きること」にあり，その内容は，「自らの判断と決定により主体的に生き，その行動について自らが責任を負う」という点に集約されており，自己決定・自己責任を基本としているのである[17]．

　長年，重症児(者)に関わってきた経験からすれば，その現実は自立に向かって限りなく歩み続ける毎日ではあるが，自立を獲得することは決して容易ではない．ただし，重症児(者)の施設や通所事業においても，また，その他の重度の障害者を対象にした日中活動の支援事業の実践においても，重度の障害者が，自立生活運動における自立とは明らかに異なることではあるが，まぎれもなく主体的に生きているという事実も忘れてはならない．その状況は，おそらく多面的に評価されるべきものであるが，誰もがまず感じることは「選択」の主体性である．日常生活の営みにおいて，個々の場面で可能な限りの選択肢を用意し，利用者の主体的な選択を忍耐強く丹念に実現しようとしている．そこに用意されている質と量，そして選択のプロセス，これらを目の当たりにするとき，重度の障害者は，まさしく「主体的に生きている」と言える．

2 日常生活における選択の主体性

　この潮流はわが国だけのものではなく，すでに1960年代から「脱施設化」を進めているアメリカにおいては，施設の実態が急速に変貌しているが，それでもインスティチューション（institution）といわれる小規模施設を利用するのは，重度ないし最重度の障害者，行動障害をもつ人たち，高齢の障害者などが多いといわれている[18]．しかし，このような人たちにおいても，重要視されるのが「主体的選択」であるという．そしてこれらinstitutionは，かつての状況に比べると，その対応は著しく改善されているが，それでも「選択」に関する具体的な評価においては，地域に設置された居住型ケア付きホームのほうが，はるかに優れていると報告されている．

　ちなみに，この場合の「選択」の内容は，ごく日常的な事柄，すなわち，「今日は何を着るか」「何時に寝るか」「食事はいつとるか」「社会的活動に参加するか否か」など，身近な生活場面における選択である．そして，「選択する行為」の評価方法は，少なくとも2つ以上の選択肢の中から強制ではなく，本人が積極的に選んだ場合，それを最も望ましい選択行為として数量化し得るというものである．また，選択行為の数量化には，各項目の選択肢の数とその中からどのような態度で選択したかという両面から採点する方法がとられているという[19]．

　以上述べた状況を総合すると，重度の障害者の場合には，自立生活運動における自立を達成することは，しばしば困難ではあるが，日常生活における選択の主体性という観点から，一定の評価方法によって，それが確立されていれば，それを新しい概念に基づく「自立」として認めることができるのではないかと考えられる．ただし，重度の障害者の中には，ここで提案している「選択の主体性に基づく自立」をも，なお，困難という人がいることも考えなければならない．

4

新しい自立に向けての支援

支援のニーズに適した区分

　ここでいう「自立」は，障害者の自立生活運動における自立とは異なるものである．それは，重度の障害者を想定した概念で，自己決定・自己責任という実態を伴わなくても，選択の主体性が確保されていれば，自立は達成されたと考える新しい自立の概念である．したがって，それを実現するためには，本人に対する豊かで，確実な選択を可能にする支援，そして多様な選択を可能にする環境整備が必要となる．それは生涯を通じてあらゆる支援の中に含まれる必要がある．

　ここで参考となるのは，アメリカ精神遅滞学会〔American Association on Mental Retardation：AAMR．2007年に「アメリカ知的・発達障害学会（AAIDD）」と改称〕の思想である．AAMRは，精神遅滞について，「発達期における知的機能の明らかな低位と適応能力の制限」を基準としているが，注目すべきは，適応能力について，従来の「適応行動」を改め，十領域にわたる「適応技能」を示していることと，従来の知的機能の水準によって，軽度・中度・重度・最重度と区分してきた分類を廃止し，支援の程度による分類を採用している（1992年に3区分を廃止．知的障害の定義についてはAAIDDから2010年に第11版の改訂が出ている）ことである[20-22]．

　「適応技能」については，従来の「適応行動」が，日常生活からかけ離れた分野の行動まで及びかねないほど幅の広い概念であったものを，

誰もが通常の地域生活で欠くことのできない生活技能に限定している点で，高く評価される．これを示すことによって，同時に何を支援したらよいかを明らかにすることにもなるからである．

　一方，思想として特に説得力をもつのは，分類法の変更である．従来の考え方では，「欠陥重視」に偏っており，「この人は何ができないか」を強調するものであったが，それが「それぞれの適応技能においてどのような支援が必要なのか」という視点に変わったのである．つまり，知能指数を算出し，それに基づいて重度ないし最重度などと分類しても，その人が必要としているものを明らかにすることは困難であるということであり，それよりも大切なことは，「本人は何を必要としているか」を明らかにすることであり，私たちは「どのような支援ができるのか」が問われるべきだというわけである[22]．

　重度の障害者の自立の考え方，またその支援は，まさにこうした思想に基づくものでなければならないと考える．今日，優れた重症児（者）施設，重度障害者の支援事業所，支援機関においては，このような方針に基づき実践活動を行い，その結果として利用者は，「主体的」に日常生活を営んでいる．

2 自立支援の要件

　上記のような「自立」を実現するためには，どのような支援が求められるのであろうか．

　第1の要件は，日常の対応のあらゆる場面で個別化を図ることである．集団は小規模であることが望ましいし，そこには個人としての主体的な行動が可能となるような場の配慮が必要である．

　第2の要件は，一人ひとりに応じて，適切なコミュニケーションの方法を確保することである．特に重度の障害者の場合，いろいろな手段

のコミュニケーションの中から最適なものを確保することが重要である．少なくとも「はい」「いいえ」の使い分けができるようになれば，それは極めて有力な手段である．

　第3の要件は，コミュニケーションと密接に関連することであるが，本人の心象を理解する努力である．少なくとも，心理専門職とソーシャルワーカーは，常に本人の状況を把握して，満足・安心・信頼・快適・充実感などに関して忖度し，現実の生活内容と照合する必要がある．そうした努力の中から本人が何を選択しようとしているのかを推察することができるはずである．

　第2および第3の要件に深く関わる事柄として，近年，自閉症スペクトラム障害や強度行動障害を伴う人びとに関して，優れた成果を挙げている実践報告は大きな示唆を与えてくれる[23-26]．中でも，環境要因と心理的な接近の重要性とともに，コミュニケーションの手段には，素朴な日常素材からハイテク機器の活用に至るまで，実に多様なものがあり，それらが見事に探り当てられたとき，素晴らしい展開が可能になるということは，大いに注目しなければならない．

　第4の要件は，ケースカンファレンスの徹底と直接支援スタッフに対するスーパービジョンの実施である．現代の福祉的支援活動は，どのようなクライアントであっても，原則として複数のスタッフが関わる．ましてや重度の障害者の場合，直接支援スタッフの他に，いろいろな専門職が関わることが多い．そのため，必要に応じてケースカンファレンスを行い，共通の理解と統一された支援活動の徹底を図る必要がある．同時に，直接支援スタッフ同士の力量の差は，活動の成果に少なからず影響を与える．質の高いサービスを確保するためには職員教育としてのスーパービジョンを忘れてはならない．

　第5の要件は，発達的課題あるいは治療的課題をもつ人に関する配慮である．児童期にある場合は，おそらくほとんどのケースが発達的課

題をもっている．また，児童・成人を問わず，単に発達が遅れているというだけでなく，克服すべき治療的課題を有するケースは多い．特に，重度の障害者の場合は，いくつかの治療的課題を担っていることも少なくない．しかし，これらの課題を本人に一方的に押し付けるのは，単に人権上の問題としてだけでなく，支援効果としても望ましくない．可能な限り，インフォームド・コンセントを徹底する必要があるが，これは必ずしも容易ではない．治療的課題の中には，即断を要するものもあり，しばしば支援者の決断に委ねられる場合がある．また，その内容によっては，課題達成の努力を諦めざるを得ないこともある．

3 新たな視点に立った制度の導入を

　現在，わが国でも成年後見制度など，具体的な試みがなされているが，財産管理に偏りがちなど，さまざまな問題も指摘されている．原則として自己選択・自己決定が困難な場合，どのような組織が，どのような手続きで結論を出すのか，明確にしなければならない．重度の障害者のみならず，認知症や精神障害などの人たちの問題も含めて「成年後見制度」から「意思決定支援制度」を求める議論も高まってきている．

　誤解を恐れずに言うのなら，重度の障害者に関する限り，その「自立」を曖昧にとらえてしまうと，主体性重視という美名のもとに限りなく無責任な放任という結果を招く危険をはらむ．一方，何よりも保護が大切だと断定すれば，あらゆる場面での介入という操作的支配に陥る危険性もある．このように重度の障害者の場合，支援する側の意識や態度によって，結果が著しく左右される．したがって第三者の立場から状況を把握し得る仕組みの導入が不可欠であり，既存の制度，組織を含め，積極的な見直し，新たな制度の導入が強く求められる．

〔岡田喜篤〕

文献

1) 国分康孝：〈自立〉の心理学．講談社現代新書674，講談社，1982.
2) 全国心身障害児福祉財団：特集「自立できる子に育てる」．療育の窓，100(増刊1149)：1-26, 1997.
3) 岡田喜篤：重症心身障害児の「自立」について．愛護，38(1)：13-17, 1991.
4) 糸賀一雄：社会的自立．糸賀一雄著作集Ⅱ，pp87-114，日本放送出版協会，1982.
5) 三木安正：精神薄弱の本質について．日本精神薄弱者福祉連盟編，精神薄弱者問題白書1975年版，日本文化科学社，1975, pp10-14.
6) 手をつなぐ親の会：自立生活ハンドブックⅠ．ひとりだちするあなたに，手をつなぐ親の会，1994.
7) 手をつなぐ親の会：自立生活ハンドブックⅡ．援助者ガイドブック，全日本育成会，1994.
8) 大坪嘉憲：精神薄弱児者の自立と社会との交わり．精神薄弱児研究，297：6-11, 1983.
9) Office for Handicapped Individuals：Definitions related to independent lining. Programs for the handicapped, No1, Department of Health, Education, and Welfare, Washington DC, 1980, pp10-14.
10) Hicks N：Berkley turns into mecca for handicapped persons. Programs for the Handicapped, 76-8, Department of Health, Education, and Welfare. Washington DC, 1976, pp3-4.
11) 磯部真教・他編：自立生活への道―全身性障害者の挑戦．全国社会福祉協議会，29, 1984.
12) 磯部真教・他：自立生活―日米障害者自立生活セミナーに学ぶ．リハビリテーション，255：10-31, 1993.
13) 日本障害者リハビリテーション協会：自立生活と情報提供活動―ジニー・ローリーさんの講演より．障害者の福祉(日本リハビリテーション協会) 6, 8(61)：10-20, 1986.
14) 髙森敬久：障害者の自立生活 Independent Living of Disabled Persons．現代福祉学レキシコン，p376，雄山閣出版，1993.
15) 砂原茂一：リハビリテーション．岩波新書139, pp202-214, 1993.
16) 尾中文哉：施設の外で生きる―福祉の空間からの脱出．生の技法，pp101-120，藤原書店，1990.
17) 齋藤明子：自立生活運動．障害者福祉の基礎用語―知的障害を中心に，p100，日本精神薄弱者愛護協会，1996.
18) Terrill CF：Quality：A parent's perspectives. In：Quality of Life, Volume I, Conceptualization and Measurement, Schalock RL, Siperstein GN (eds), Amer Assn on Mental Retardation, 1996.

19) Stancliffe RJ, Abery BH：Longitudinal Study Deinstitutionalization and the Exercise of Choice. *Mental Retardation*, 35(3)：159-169, 1997.
20) American Association on Mental Retardation：Mental Retardation—Definition, Classification, and Systems of Supports. 9th ed, American Association on Mental Retardation (AAMR), 1992.
21) Schalock RL et al：The changing conception of mental retardation：Implications for the field. *Mental Retardation*, 32(3)：181-193, 1994.
22) Stone WL et al：Autism and mental retardation. (ed) In：Handbook of Pediatric Psychology, 2nd ed Roberts MC, pp655-675, The Guilford Press, 1995.
23) 飯田雅子・他：精神薄弱者施設における治療教育法の開発的研究．厚生省心身障害研究「障害児を中心とした治療法教育法の開発に関する研究」，平成6年度研究報告書，pp39-98, 1995.
24) 飯田雅子・他：精神薄弱者施設における治療教育法の開発的研究．厚生省心身障害研究「障害児を中心とした治療法教育法の開発に関する研究」，平成7年度研究報告書，pp87-124, 1996.
25) 石井哲夫・他：自閉的傾向を示す援助困難児(者)の施設療育方法に関する研究．厚生省心身障害研究「障害児を中心とした治療法教育法の開発に関する研究」，平成6年度研究報告書，pp1-38, 1995.
26) 石井哲夫・他：自閉的傾向を示す援助困難児(者)の施設療育方法に関する研究．厚生省心身障害研究「障害児を中心とした治療法教育法の開発に関する研究」，平成7年度研究報告書，pp1-86, 1996.
27) 岡田喜篤：建設的な見直しを提案する．特集・これでは障害者福祉は守れない，さぽーと，56(3)：18-21, 2009.
28) 「重度・重複障害児者の自立支援」自立に必要な諸要因．小特集・重度・重複障害者の自立支援，発達障害研究，19(3), 1997.

第 8 章

重症心身障害児(者)への倫理観の重要性

1 「ケアの倫理学」について

応答的な関係の中で育まれる倫理学

　ここ10年余り，国連の障害者の権利条約の批准に向けて〔2014（平成26）年に条約締結〕，障害者基本法の改正，障害者虐待防止法の制定，障害者差別解消法の成立，障害者自立支援法に替わる障害者総合支援法の制定など国内法の整備が進められ，さまざまな法案，制度が立ち上がっている．こうした法制度のベースには，必ず障害者の権利の問題があり，それに関連して自己選択，自己決定，合理的配慮などの言葉も見られる．

　障害者が差別や偏見もない社会で，自己選択や自己決定によって生きていくこと，仕事を持ち，家庭を持って，地域で暮らしていけること，そうできるような法律が整備されて，その法律や制度に基づいて障害者が生きていくことを，国民が認識し，共感する社会ができるなら，どんなによいことだと思うし，少なくともその理念を否定する人は少ないはずである．一方，こうした法制度制定の過程で，声の出せる障害者，権利を主張できる障害者，何かの代表として先頭に立つ障害者の主張や生き方や自立理論のみを，「障害者のあるべき姿」として絶対視してこなかっただろうか．筆者にはそのことへの不安がないわけではない．

　障害の状態は多様であり，特に声の出せない障害者，自己決定や自己選択が非常に困難に思われる障害者にとっての生きる意味や権利や自立のあり方が，時代の最先端をいく障害者と同じなのか，同じでいいのか，仮にそうした形に制度や社会の仕組みが変わっていくとしても，

もっと普遍的な人としての共通の理解に立って，そこにあるいのちそのものの権利や意味を考えることはできないのかと，重い障害児者に関わる親や支援者は考えていないだろうか．特に昨今のわが国における就労を重視した自立概念に，違和感と戸惑いを覚えてはいないだろうか．

このような状況の中で，私たちが倫理学に触れること，特に新しい倫理学思想である「ケアの倫理学」から学ぶべきことは多くあるように思う．ここでは，その「ケアの倫理学」について述べてみたい．ただし，筆者は「ケアの倫理学」の研究者ではなく，ここで述べる「ケアの倫理学」は，私なりに理解したものであること，その理解に誤解やあいまいな面もあると思われることを，初めにお断りしておきたい．

よく人のいのちは尊いと言う．地球よりも重たいのだと言う人もいる．しかし，人のいのちが，人知れず道端に転がっている時，そのいのちは尊いと言えるだろうか．誰がそのいのちを尊いと証明できるのだろうか．転がっているいのちだけでは，いのちは輝かない．そのいのちに寄り添ういのちや，関わるいのちがあって，はじめてそのいのちは尊いものになるのではないだろうか．そして寄り添ういのちと，寄り添われるいのちの両方が相互作用のような効果をもたらして両方が輝くこと，そこに私たちが生きているということの意味があるのではないだろうか．「ケアの倫理学」は，そうした応答的関係の中で育まれる倫理学であり，いのちに関わるものたち，他者性に生きる私たちにとって学ぶべき価値があると考える．

2 社会と結び合う倫理学

倫理学は，哲学の一分野であり，哲学とは真理を追究する学問である．その中で，主に道徳や規範（モラル）を考えるのが倫理学と言われる．

既存の倫理学の代表的な理念を挙げるとすれば，ベンサム（Jeremy

Bentham）やミル（John Stuart Mill）に代表される功利主義とカントに代表される義務論であろう．功利主義とは簡単に言えば「最大多数の最大幸福」を実現することである．できるだけたくさんの人びとができるだけたくさん幸福になることが，よいことだと考える思想である．では幸福とは何かということになるが，功利主義では，これは人びとの欲求や欲望が充足することだと考える．一見よいようにも思うが，逆に言えば，多数者の幸福のためには少数者は我慢してもらわなければならない，という思想にもつながっていく恐れがある．特に障害者福祉においては，功利主義だけではマイノリティの人たちの生きる権利が保障されないことから批判があり，また，昔のように，社会の形態が単純で，人びとの中で幸福の価値観にあまり差がない場合はよいが，社会の構成が複雑になり，人の欲求や欲望もさまざまになると何を幸福と考えるのかという個々人の価値観にもズレが生じてくる．

一方の義務論は，要約すれば社会には必要な決まりがあり，それを義務として守ることが善であるという考えであるが，これも何をもって善とするのかが，先ほどと同じような理由で，複雑になってきている．

では社会の構造や価値観が複雑になってきた現代においては，倫理学はもう不要なのかと言えば，そうではなく，逆に，実際の社会の場面で生かされてもいる．例えば「人を殺してはいけない」というテーマに対して，戦争で人を殺すことはどうなのか，正当防衛の場合はどうなのか，戦争の捕虜をどう扱うのかなど，具体的な事例に対して，対立軸を示して，考えをまとめたり，争いを調停したり，国際法を作ったり，ベースになる理念を構築したりする役割が倫理学にはある．

 ## 医学の中の倫理学

　社会，経済，また政治だけではなく医療の中でも倫理学は重要な位置

を占めている．それは生命倫理学という分野である．

例えば臓器移植のガイドライン，脳死判定のガイドラインなど，医療の分野には，さまざまなガイドラインが存在するが，これを作る時に必要な学問が生命倫理学である．これは医療の中の倫理学と言えるだろう．

現代は医療技術の発達で，遺伝子治療や人工授精など，昔なら神の領域として畏怖されていたようなことが，人間の手でできるようになってきた．こうした技術は，いくら人間ができるようになったとしても，本当に人の幸福につながるのか，その国の文化や宗教や思想や習慣や社会になじむのか，国際的に受け入れられるのか，そうしたことをしっかり考えてルールを作らないと，どこまでも歯止めがきかなくなり，社会が混乱したり，戦争の武器になったり，人の不幸につながっていく可能性がある．こうした医療技術の発展とともに生命倫理学の大切さがより重要となってきている．

また，医療における倫理学の重要性には，医療技術の発展の他に，人権思想の台頭が挙げられる．昔は，医師の言うことは絶対的な権威があり，医師は親のような存在であり，患者はその子どものような存在と見られていたために，医師の言うことに患者が従うのは当然という関係が顕著であった．これをパターナリズム（親権主義，父性主義）と言うが，かつては患者や弱い人たちに人権があるとはほとんど考えられていなかったとも言える．しかし，現代においては，インフォームド・コンセント（説明と同意）など，患者の知る権利，治療を選択する権利などが広がり，倫理学的な規範となっている．

4 障害者と権利獲得運動

ここで，障害者についての権利獲得運動について，障害分野での倫理学とも関わりがあるので触れてみたい．

障害者の権利獲得運動に影響を与えたのは，1950年代から米国で始まった公民権運動といわれる．マーチン・ルーサー・キング（Martin Luther King. Jr.）牧師が「私には夢がある……いつの日か，あの丘で黒人の子も白人の子も一緒に手をつないで遊ぶ姿だ……」と述べた有名な演説があるが，かつての米国は，白人と黒人は社会の中で教育も，公共施設も，バスや鉄道など公共機関も，「分離して平等」という思想が占めていた．これを覆すためにキング牧師をはじめとする指導者と賛同者が公民権運動を起こし，さまざまな経過の中で，白人も黒人も等しく同じ権利があるというところまでたどり着くのである．この公民権運動の成功を受けて，それに刺激される形で始まったのが，障害者の自立生活運動と言われるものである．

　第7章でも触れたが1972年，米国カリフォルニア大学バークレー校で，ポリオの障害を持った学生エド・ロバーツが，障害学生の自立生活を保障する運動を起こした．授業を受ける保障，移動の保障など，最初は学内での運動であったが，こうした輪が社会運動として米国全土に広がっていった．そしてその後，こうした運動は「障害者の独立宣言」とも言われる1990年のADA（Americans with Disabilities Act：「障害を持つ米国人法」）の制定につながっていく．障害を理由にいかなる差別も受けないという理念を盛り込んだこの法律の制定は，世界中の障害者権利運動に大きな影響を与え，障害者の権利条約やわが国における障害者基本法の制定や改正などに影響を与えた．その後，こうした運動は先住民やジェンダーの運動へと受け継がれていくが，これらの運動はすべて権利獲得運動，人権思想の問題であり，インフォームド・コンセント，ノーマリゼーション，ユニバーサル・デザインまた，バリアフリーなど，そうした思想が人びとの中に浸透し，人の権利や生命が大切にされるようになっていったが，こうした変化の基盤にも，倫理学思想が大きく息づいていると言える．

5 ケアの倫理学誕生の背景

　ケアの倫理学は，今まで主流であった功利主義や義務論また，正義論など既存の哲学・倫理学への違和感，対立軸から生まれてきたものと言える．最大多数の最大幸福，社会の中から生まれる道徳・倫理から導き出された規則や決まりを守ること，個人の自由と平等主義，能力に応じた社会貢献など，既存のこうした倫理学自体それぞれに対立軸を持っているが，ケアの倫理学から見れば，こうした倫理学は抽象的で，形而上学的な理論だと考えられた．つまり，それぞれの実際の場面で使える倫理学，身近な倫理学になっていないという批判である．

　また，反論もあるかと思うが，筆者が思うには既存の倫理学は臨床心理学的に言えば，父性的な倫理学であり，ケアの倫理学は母性的な感じを受ける．つまり切る，裁く，放つ，分ける，そうした父性的な倫理学に対し，包む，受け入れる，許す，寄り添う，そうした母性的な倫理学が新たに生まれ，重要視されるようになってきたと言えるのではないか．

　熊本大学名誉教授で，現在，重症児(者)施設北海道療育園の医療顧問である松田一郎氏は，日本における「ケアの倫理学」の提唱者の一人であるが，ケアの倫理学について松田氏は自書の中で，「中心的な道徳原理と言うよりも，むしろ家族内の他者との相互関係を基にした道徳的対応で，さらに同情，憐れみ，誠実，愛などのように密接な人間関係に価値を置き，自由主義の中心概念である権利に対する責務という思惟にはなじみの薄い位置関係にある概念であり，一部を共同体主義と共有する理念である」とのビーチャムの言葉を引用している[1]．

　つまり，ケアの倫理学とは，人権主義や個人主義，契約主義といった西洋の倫理とは違う倫理概念として考えられ，それは今までの倫理学があまりに個人の権利を強調し，家族的なつながりや社会的なつながりを重要視してこなかったことへの反省として出てきた概念とも言える．

また，松田氏は，2001年にWHOから出された「遺伝医学における倫理的諸問題の再検討」を例に出し，西洋の倫理観と東洋の倫理観との違いについて，「西洋の倫理学は権利と原則に基づいて成り立つが，東洋の倫理学はケアリングと人間関係（caring and relationship）が基本である」と述べている．さらに松田氏は，今までは東洋的な倫理観は世界の中であまり顧みられてこなかったが，ケアの倫理学は，東洋的な倫理観であり，もっと言えば日本文化的な倫理観に近いもので，それがこれからの倫理思想として重要であると考えている．松田氏はそれを「和の思想」と呼べるのではないかとも述べており，ケアの倫理学はそうした関係性，利他性，他者性の中に倫理観を見い出していこうとする新たな思想だと言える[1-3]．

6 「自然なケアリング」と「倫理的なケアリング」

　さて，ケアの倫理学とは関係を大切にする倫理学であること，もっと言えば相手とのやり取り，応答的な関係を大切にする倫理学であることが理解できた．特に，看護や介護，または相談など対人援助の場面を思い浮かべて見ていきたいのだが，ノディングス（Nel Noddings）は，ケアリング（ケアの倫理学を実践すること）には，「自然なケアリング」と「倫理的ケアリング」の2つの形があると述べている[4]．

　自然なケアリングとは，良好な母と子どもの関係のように，自然な心から湧き上がるようなケアであり，応答的な関係が自然にできあがるようなケアのことを言う．英国の児童精神分析医であったウイニコット（Donald Winnicott）は，母親が赤ちゃんに対して無上の愛を向ける行為を「原初的没頭」という言葉で表し，その大切さを提唱したが，自然なケアリングとは，そうした関係に近いのではないかと筆者は考える．この時，母親は赤ちゃんに対して一方的な愛情を向けているのではな

く，赤ちゃんも，泣いたり，笑ったり，視線を向けたり，おっぱいを飲んだり，母親の愛情に何らかの形で応えている．そうした愛し，愛される関係，応答的関係が自然に湧き出るように私たちはできているとノディングスは言うのである．そして，その源泉は自分自身がそうしたケアされた体験を持っていることにあるとも述べている．

一方，日常のケアリングでは，環境や生理的な要因，また感情的な要件によってそうした応答的な関係を築けない場合も起きる．つまり，自然なケアリングが困難な場合も生じるのである．その場合はどうしたらよいのであろうか．

例えばジャンケレヴィッチや柳田邦男は，死には「1人称の死」（自分自身の死）「2人称の死」（家族など身近な愛する人の死）「3人称の死」（客観視できる他者の死）という3つの距離感があることを指摘している[5,6]．それに倣えば，ケアリングにおいても，「1人称のケア」「2人称のケア」「3人称のケア」があり，「3人称のケア」（自然なケアリングが困難なケア），から「2人称のケア」（自然的ケアリング）へと自分を導いていくこと，そうした導きや移行を「倫理的ケアリング」と重ねてもよいのではないだろうか．

さて，結局こうした考えはケアリングというものが相手との関係の中で行われる，またケアする側とケアされる側との感情交流から生まれ，そうした応答的な関係の中で，構築されるもの，もっと言えば，ケアする側もまたケアされる側からの応答により，何かを得ていくという相互作用的な関係がケアリングなのだということがわかる．

ケアリングの限界点

では，ケアの倫理学はよいことばかりの実践的な倫理学なのかといえば反論もある．簡単に言えば，看護や介護の日常では，応答的関係だと

か，共感（feeling with）だとかを考えている時間がない，そうした関係を築くまでの時間もない．また，職業である看護や介護に対し，自然なケアリングという生得的な素質を問題にするのは，いかがなものか．患者の中には受け入れ難い人間もいることは事実であり，あまりにそうしたケアにこだわると，ケアする側が疲労してしまい，バーンアウトしてしまう人が出てくる．そうした現実を認めて，スタッフ側の限界自体も認めるようにしないと，ケアの倫理学は，既存の倫理学と同じで，それが「正義の理論」となってしまうのではないか，と懸念する声もある[7]．

8 ケアリングの本質とは

さて，ここまでケアの倫理学について概観した．筆者なりの理解ではあるが，ケアの倫理学（ケアリング）の本質は「応答関係」にあると考える．相手をケアしたいと思う気持ち，それは一方的なものではなく，相手にもそうさせる何かがあって，自分にもそうしたく思う何か（ケアされた経験，思いやり，共感など）があって，その関係に導かれ，招かれ，応答関係が成立していく．これが自然的ケアリングだと考える．

一方，そうできない場合（嫌悪感，拒絶，無理解など）も，その自然な感情の経験を支えにして，相手のケアへの問いや要求や状況に対し，自分は応答する立場（responsible：「責任ある」立場）にあることを自覚し，自分の内面にあるケアの感情を発展，喚起させ，ケアへと導いていく行為またはプロセスを倫理的ケアリングというのだと考えられる．

そして，究極的には，自分は相手に応答し，また，相手から応答され得る存在であること，人と人はそうした関係の中で生きていることを自覚すること，そのプロセスがケアリングの本質ではないかと考える．

ケアの倫理学を提唱するメイヤロフ（Milton Mayeroff）は，「私は他者を自分自身の延長と感じ考える．また独立したものとして，成長する

欲求を持っているものとして感じ考える．さらに私は，他者の発展が自分の幸福感と結びついていると感じつつ考える．そして，私自身が他者の成長のために必要とされていることを感じとる．私は他者の成長がもつ方向に導かれて，肯定的に，そして他者の必要に応じて専心的に応答する．私と補充関係にある対象は，私の不足を補ってくれ，私が完全になることを可能にしてくれる」と述べている[8,9]．ここに，ケアの倫理学の本質がまとめられているように思う．こうした倫理学思想は，特に，重度の障害児者に関わる医療者，福祉従事者にとって，重要な思想だと考える．

9 哲学者キティの唱える「ケアの倫理学」

　哲学者エヴァ・フェダー・キティ（Eva Feder Kittay）の「愛の労働あるいは依存とケアの正義論」[10]と「ケアの倫理からはじめる正義論」[11]の2冊が日本で刊行されているが，キティは，今まで哲学の分野では顧みられなかった，誰かに自分の生命を依存しなければならない人たちと，その生命を支える人たちの存在を認める社会について提言している．

　難しいことはさておき，人は誰かに依存しなければ生きられない存在であることは確かなことである．今は自立し，一人前だという人であっても，乳幼児期や，また老年期になれば，その人を包み込むように支えてくれる誰かの手や，胸や，まなざしが必要であったのであるし，また，必要なのである．

　長い人生の中には，そうして誰もが誰かに依存して生きなければならない時期があり，このことは「福祉」を超えて，「権利」を超えて，人が存在する限り，当たり前の「事実」としてそこにあるものである．そして，その当たり前の「事実」を担う母親，父親，介護者，看護師たちの「労働」を社会はどれほど大切なものとして位置付けて来たのだろうか．

もし，依存者に対するこの「労働」を，すべての人が放棄したなら社会は崩壊するしかない．したがって生産的な労働にいそしむ人，自立した健常者として生きる人だけが社会にいればよいというものではない．繰り返すが，その生産的な労働者や健常者自身が，今日そのように存在しているのは，乳幼児期にその人の全面的な依存を支えてくれた誰かの「労働」があったからである．そして，それは過去のことだけではなく，病気や，障害や，老化や，人によってさまざまではあるが，確実なことは，遅かれ早かれみんないつかはまた全面的な依存の人となるということを意味している．この「事実」を正当に評価し，依存する人と依存を支える人の「労働」を生産的な労働にいそしむ人と同じく社会に位置付けることが大切であり，さらに言えば，依存している人を支えている「依存労働者」（その多くは「母親」）が，安心して自身をも誰かに依存できる社会こそが必要なのだと，キティの哲学は示している[10, 11]．

10　ケアの倫理学の重要性

　現在，福祉制度が大きく変わり，重症児(者)の福祉体系も変わろうとしている．私たちは医療・福祉という視点からも，人権という視点からも，このことに無関心では当然あってはならないが，人は誰かに依存して生きる人びとの集まりであり，それを支える人びととがいてこその社会であり，さらに，それを支える人自身が安心して依存者としても生きることができる社会であること，そのことを応答的関係のなかで実践すること，また，それらが社会の中に隠れてしまうのではなく，大きな存在となるような新しい社会や社会保障制度の構築に対しても，私たちは「ケアの倫理学」から多くのことを学ぶことができるだろう．

〔蒔田明嗣〕

障害者に対するケアマネジメントと倫理的課題

1 障害者福祉におけるケアマネジメント

　介護保険制度の発足に伴って導入された「ケアマネジメント」に続き，障害者福祉の分野においても「ケアマネジメント」が登場した．ただし，障害者に対するケアマネジメントをこのようにとらえることは，異論があるかも知れない．ケアマネジメントは，米国や英国において誕生した福祉サービスの手法であって，今日では，ソーシャルワークの主要な一領域に位置付けられている．したがって，社会福祉援助技術を学ぶ者にとっては，当然修得されていなければならない理念・知識・技術であり，いつから始まったなどという類のものではないと思われる．

2 いまなぜ倫理的課題か

　基本的には障害者に対するケアマネジメント以外については，筆者は門外漢ではあるが，いくつかの地方のケアマネジャー協会から講師として招かれた経験がある．そこで聞かされるのは，ケアマネジャー自身からの訴えである．その内容は大別して3つある．
　その1つは，自分だけではどうすることもできないサービスの貧困にあえいでいること．2つ目は，自分の努力が必ずしも利用者自身のためにはなっていないと思われる場合があること．3つ目は，自分たちケアマネジャー個々の力量に大きな格差があることであると言う．これは

障害者ケアマネジメントにおいても共通の課題であるように思う．筆者が所属していた大学の卒業生のなかにも，ケアマネジャーに就いている者が多くいるが，その人たちの声を聞いても同じような答えが返ってくる．特に，深刻に感じるのは，高齢者や障害者の福祉に寄与するために，難関の資格試験を突破し，ケアマネジャーとして働きながら，「いま，自分は自分が所属する組織の利益を優位的に進めているのではないか」と不安に駆られ，また，「クライエントに対する専門職としての責任と，自分が所属する組織の一員としての義務との狭間で苦しむことがたびたびある」というのである．

こうした状況の中で心理学者の村本詔司氏は，「対人援助にかかわる専門職の一つとして社会的に認知されるにつれて，その仕事をめぐるトラブルもしばしば耳にするところになってきている．これらのトラブルの根本にあるのは決まって倫理問題である」と述べている[12]．そうした意味において，ケアマネジメントについての倫理的課題について私たちが学ぶ意味があると考える．

3 ケアマネジメントにおける倫理について

ケアマネジメントとは（ソーシャルワークの一領域であるか否かにかかわらず）「人びとの生活上の問題を解決するための援助活動であって，科学であり，アートであり，専門職業である」としておきたい．これは第1章でも紹介した前田アヤ氏の看護の定義をそっくり借用したものである[13]．Care という幅広い行為を示す言葉は極めて多義的である．ある場合には看護を，ある場合には治療的働きかけを，そしてある場合にはサービスの意味でも使われる．ケアマネジメントで問題となるケアも，多義的であって然るべきであろう．

このようなケアマネジメントに関する倫理的課題を考えるには，ケア

マネジメントに関する基本概念が必須で,筆者としては,上記のような定義を前提にしておきたい.この場合,「アート」であることに深い意味を認めてほしいと思う.これは「科学」の対極の視点として使われており,近代看護学の祖として知られるナイチンゲールの言葉でもある.その意味もまた多義的で深淵である.芸術であり,美術であり,技巧であり,教養であり,学問であり,企てなのである.

ケアマネジメントに関する倫理では,その人間観および障害者観が厳しく問われる.先に第1章で,さだまさし氏の歌詞を紹介したが,その人の人生の中では,誰もがみな人生の主人公なのである.主人公である自分は誰からもその存在を脅かされたくないと考えている.才能に恵まれた人もそうでない人も,高齢者も若者も,障害のある人もない人も,社会的に著名な人もそうでない人も,すべて,その人の人生の中では主人公であり,かけがえのない存在なのである.これは紛れもない事実であり,極めて当たり前のことである.しかし,私たちはそのような当たり前のことを,「当たり前だ」と認識するまで,気の遠くなる時間を必要としてきた.筆者はこれを「人間存在多様性の原則」と呼んでいる.

人は外面的には,さまざまな存在様式を示すが,その外面的特徴をもって人間の存在価値を問うとき,私たちは重大な誤りを犯す.さまざまな人が,さまざまに生きていること,それこそがとても大切なのである.そして振り返ってみれば,私たち人間の社会が多様で豊かで美しいのも,実はさまざまな人びとが,さまざまに生きているからである.考えること,行うこと,願うこと,作り出すこと,みなさまざまだからこそ,私たちの社会は,見事に出来上がっているのだと思う.かつて東京大学教育学部で障害児の問題を講義していた井上健治氏は次のようなことを記している.「もし,すべての人々がベートーベンと同じような楽才の持ち主だとしたら,果たして,人間社会に音楽という文化が育ったであろうか」と[14].

第4章においても触れたが，今日，障害に関しては，WHOによる「国際生活分類（ICF）」の思想が大きな意味をもっている．障害について，異なる3つの次元に基づく理解の仕方は，1980（昭和55）年の「国際障害分類（ICIDH）」以来の伝統的なものとして，その名称変更とともに互いの関係性に精緻さを加えており，さらには「医学モデル」と「社会モデル」という対極的な2つの視点の重要性を強調していることは高く評価される．「医学モデル」とは，障害は個人の問題であると考える視点を意味し，「障害によって日常生活や社会生活に支障があるとすれば，それはあなた自身の問題である」として，専門家の治療や訓練を受けて自分自身が変わるように努力を求めようとするものである．

　一方，「社会モデル」とは，障害は個人の問題ではないと考える視点を意味する．すなわち，「障害によって不自由な生活を余儀なくされているのは，あなた自身の問題ではなく，社会の問題である」から，環境を変え，適切な支援を行うことで，生活は改善される可能性が高いと考えるものである．特に，ケアマネジメントは，生活上の問題を解決するための支援活動であるから，「社会モデル」という視点の重要性を忘れてはならない．

4　職業的倫理について

　ケアマネジメントに関するもっとも基本的なことは，「誰のためのケアマネジメントか」という認識である．これは，当たり前過ぎるほど自明のことで，それはクライエントのためである．ところが，果たしてそうであるかと問わなければならない実態があることも事実だと思う．この場合，事柄を明らかにするためには，クライエント以外の人のために行っていないと断言できるかを問わなければならない．なぜなら，あるケアマネジャーの集まりで，「みなさんは，あらゆるものから自由に

なってケアマネジメントをしていますか」という筆者の問いかけに対して，驚くほどの反響があったからである．ほとんどの人が「あのようなことを言われたことはなかった」，「初めて自分の役割を明確にすることができた」と述べたのである．

　筆者は決して間違ったことを言ったつもりはないが，後悔の念も禁じ得なかった．それは，高齢者のケアマネジメントにしろ，障害者に対するケアマネジメントにしろ，ケアマネジメントを行う人の立場は，制度上，「あらゆるものから自由になること」を認められていないからである．このことは，ケアマネジメントに携わる個人の問題としてではなく，制度上の問題として今後検討されるべき課題だと思う．そんなことを認めたら，力量の異なるケアマネジャーが多い中で，混乱が生じるという批判が寄せられるかも知れない．しかし，それはケアマネジメントの基本を否定するものになると筆者は考える．

　もともと介護保険におけるケアマネジメントには無理があったと思われる．それは止むを得ない事情もあったのかも知れないが，特に，ケアマネジャーの資格化に関わることで言えば，欧米におけるケアマネジャーもさまざまな背景をもつ人がいるとは思うが，基本的には，ソーシャルワーカーないしは保健師が行っている．しかもすでに医療とは異なる福祉分野の領域として，歴史的にも評価され，現実の社会の中でも，具体的な影響をもっているソーシャルワークが欧米には存在しているのである．

　ところが，わが国ではソーシャルワークそのものが十分に認知されていない．そのような事情の中で，多数のケアマネジャーを急造する必要があったため，むしろ「医学モデル」としての立場から講演し得る専門家として活躍している人たちに，ケアマネジメントを委ねる結果にならざるを得なかったと思うのである．このこと自体は，十分に理解しなければならないが，ケアマネジメントの本質を論じる場合には，やはり課

題があると言わなければならない．

　重ねて強調しておきたいことは，「クライエントを理解し，代弁し，擁護し，そのニーズを明らかにし，必要なサービスを明確にし，それらを効果的に結びつけ，サービスの提供を実現し，その結果をモニターし，見直していくこと」，それがソーシャルワーカーの役割なのである．それは，ある部分で専門家と対峙しなければならない場合があることを意味している．このことを，現にケアマネジメントに携わっている人たちにぜひ，理解していただきたいと願っている．

5　スーパービジョンの必要性

　対人サービスに関わる専門職の養成においては，何らかの形態のスーパービジョンが重視されている．それは，むしろ不可欠というべきかも知れない．養成課程を修了し，資格試験に合格しただけでは，独立した専門家としては認められ難いからである．例えば，外科医が育つ課程においても徹底したスーパービジョンが不可欠となる．一人ひとりのクライエントは，さまざまな事情やニーズを抱えており，それに適切に対応しなければならないケアマネジメントの職務に対しては徹底的なトレーニングが前提となる．これを実施する仕組みを例えば職能団体がつくるなど，職業倫理の確立を図ることが大いに望まれる．

6　個人としての倫理問題

　ケアマネジメントによる個別的倫理課題は，第一義的には日本ソーシャルワーカー協会による「ソーシャルワーカーの倫理綱領」（1986年4月26日）に拠りどころを求めることができよう．この綱領は，1995（平成7）年1月20日，日本社会福祉士会の倫理綱領としても採択され

ている．

　その内容は，前文，原則，クライエントとの関係，機関との関係，行政・社会との関係，専門職としての責務の6つの項目からなるが，特に，個人的倫理として留意すべきことは，「クライエントとの関係」であろう．これには4項目があり，①クライエントの利益の優先，②クライエントの個別性の尊重，③クライエントの受容，④クライエントの秘密保持が挙げられている．これらを遵守することは当然であるが，現実のケアマネジメントにおいて，その専門性と倫理性が厳しく問われるのは別の課題にあると思われる．すなわち，現実の福祉サービスの特質は，自己選択・自己決定にあるが，第6章でも述べたように，これを実現するのは容易ではないからである．たとえば，重度・最重度の知的障害や認知症のある人の自己選択や自己決定をどのようにしたらよいのだろうか．

　この種の問題は，しばしば論理性を超越する場合がある．すなわち，「どんなに重度・最重度の知能障害があっても，自己選択・自己決定は必ずできる」と断言する人がいる．しかし，その具体的方法は示されないことも珍しくない．実は，このような問題について明確な対応法を示した人は，筆者の知る限りまだいない．それでは，重度・最重度の状態にある人は，自己選択・自己決定が不可能と決めつけてよいかといえば，もちろん否である．重度・最重度の知能障害があっても，選択や決定を自ら行える人がいるからである．では，それをどのように識別したらよいのか，これが一律ではないのである．

　世間では，権利擁護事業や成年後見制度があるという．しかし，法律概念でいうところの「意思能力」に障害がある人の場合には，これらの制度によっても，本人の選択や決定は実現できない．むしろ，旧制度の禁治産や準禁治産と内容はほとんど変わらないと思われる被後見人ないしは被保佐人を選定して，その決定に従うことしかできないのである．

このような事態に対して，専門職としての高度な倫理性を保つためには，優れた臨床経験とともに，前章でも触れた「意思決定支援制度」の検討など制度的な整備も極めて重要で，その場合にこそ，先に触れたように地域ソーシャルワークを実践しなければならないのである．

　高齢者においても障害者においても，意思能力が健全な場合は，さして問題にならないと考えるのが一般的であるが，それでも難しさは残ることを忘れてはならない．そもそも，自己選択・自己決定とは，その対極に自己責任が控えているが，それは欧米の文化ともいえる．欧米では，生まれたときから自己選択・自己決定を基本とする生活環境に置かれるが，わが国はそういう文化とは異なる文化を築いてきた．私たちは，家族や周囲と調和しながらものごとを決めようとする文化の中で育ってきた．程度の差はあるが，自己選択・自己決定などは，基本的に苦手だといえる．これは障害や高齢者に関係なく，日本人がもつ文化的特徴であり，福祉の仕組みが自己選択・自己決定を重要視するようになったからといって，「さあ，選んでください．決める権利はあなたにあるのですよ」と言われても多くの人びとは困惑するだけである．したがって，わが国におけるクライエントの意思決定においては，こうした日本人の自己選択，自己決定の苦手意識を十分に考慮したものでなければならない．ケースにもよるが，意思決定の確認には右か左かという明確な結論を急がず，むしろ信頼関係を重視した中で，クライエントとともに最善の利益（ベストインタレスト）を考え，悩み，熟慮し，時には曖昧な部分を曖昧なままに残しつつ，その意思が固まるのを待つことが良い結果を生み出す場合もあることを理解しておく必要がある．そうした配慮を含めてどれだけ柔軟な対応と，クライエントのベストインタレストを考えたケアマネジメントを進めていくことができるのか，それこそが極めて重要な専門性であり，倫理性であると認識する必要がある．

7 方針決定についての責任

　日常生活の支援の多くは，本人の意思を尊重し，社会一般の常識を基本として，決定した方針である限り，基本的には適正なものであると考えられる．しかし，特異な不適応行動を示す人や自閉症スペクトラム障害としての特徴をもつ人に対しては，通常の対応法で臨むことだけが正しいと考えることは，必ずしも妥当ではない．今日，評価の厳しい欧米各国の趨勢は，すでに一定の標準的対応法が定まったと言ってよい状況にある．しかし，わが国の場合，行動障害や不適応行動への対応法について，さまざまな見解が共存している点では，先進国の中で珍しい国だといえよう．このことは，学校教育の場でも同じである．いうなれば，わが国では行動障害や自閉症スペクトラム障害を伴う人が，たまたま出会った専門家次第で，運命が決まってしまうかも知れないのである．だからといって，筆者は特定の方針を採用すべきだと主張するものではない．大切なことは，自ら実際に確かめることである．いろいろな情報がある中で，どのような療育を行っていて，そのような結果が得られているのか，それをしっかりと確かめたうえで，クライエントに情報提供する必要がある．それが適切かつ倫理的なケアマネジメントであるといえる．

8 ケアマネジメントと適性

　ケアマネジメントにおいては，専門的知識や技術が重要であるとともに，これを行う人の適性という要因も無視できない．対人援助の分野では共通していることではあるが，まずは限りなく常識人でなければならない．強烈な個性，カリスマ性，自己主張，自己顕示性などに富む人は不向きだと筆者は考える．

次に必要な要素として，誤解されやすい表現であることをお許しいただきたいが，女性性を挙げたい．ここで述べる女性性とは，「あたたかな思いやり，細かな気配り，しなやかな対応」などという言葉で表現されるものを意味するが，医療や福祉における対人援助では欠くことのできない要素だと考える．

　さらに，ケアマネジメントに携わる者に求められる要素としては，冷静にして強固なる正義感が挙げられる．それは，優れた思想，冷徹なる知識，そして熟達した援助技術に支えられた理性的な正義感である．

　筆者が米国留学中に指導を受けたソーシャルワーカーのトニー・エデル氏は，多くの医療関係者および福祉関係者から絶大な尊敬を集めていたが，同時に目立たないところで，驚くほどの正義漢であった．

9　現状改善への検討を

　欧米の社会福祉では，ソーシャルワークの存在を無視することはできない．わが国の福祉も，欧米の仕組みを取り入れてはいるが，ソーシャルワークにおいては，なお十分な理解が得られてはいない．そのような中で，ケアマネジメントだけが，ある種の変形を加えられながら，認知されようとしている．

　筆者は，欧米のケアマネジメントが完璧なものであるとまでは思わないが，同時に，わが国のケアマネジメントが現状のままでよいとも思えない．それはクライエントの立場からみるとき，検討しなければならない事柄が少なくないと感じるからである．

　目まぐるしく変貌を遂げつつあるわが国の諸状況のなかで，私たちは，いったいどのような国づくり，社会づくりをしようとしているのか，そうした基本問題に目を向けるべき時期にきているのではないか．

〈岡田喜篤〉

3

倫理観の確立の大切さ

　基本的人権を守るためには，倫理的であることが求められる．倫理とは「人々が歴史的・経験的に大切なものとして互いに認め合っている価値観あるいは原理・規範」と言えるが，それは，道徳や正義など，社会的・精神的な慣習を意味するものである．特に先述したような重度の障害者に職員として支援する場合，人格的要素に基づく倫理のみならず，職業人として備えるべき倫理も忘れてはならない．

　人格的要素に基づく倫理については，障害児に関する自らの適性を常に問い続ける必要があるが，対人支援を職業として行う場合，繰り返しになるが，「温かな思いやり，細かな気配り，柔軟性，しなやかさ」を備えていることが大切である．そしてそのためには自己洞察や自己覚知を習慣化し，自らにこのことを問い続けていくことが重要である．

　職業的な倫理については，いくつかの職能団体が倫理要領を定めている．重症児(者)に対する支援行為に関しては，日本重症心身障害福祉協会が定めている「施設評価チェックリスト」〔1997（平成9）年改定版〕ならびに「自己点検べからず集」〔1997（平成9）年版〕が大いに参考となるだろう[15]．

〔岡田喜篤〕

文献
1) 松田一郎：生命医学倫理ノート―和の思想との対話．日本評論社，2004．
2) 松田一郎：和の思想と生命倫理．日本周産期・新生児医学会雑誌，43(4)：781-784,

2007.

3) 松田一郎:日本文化,価値観を基にした生命倫理を考える―重症新生児医療を巡って.日本周産期・新生児医学会雑誌,46(4):924-932, 2010.

4) ネル・ノディングス　立山善康・他訳:ケアリング―倫理と道徳の教育 女性の観点から.晃洋書房,1997.

5) ウラジーミル・ジャンケレヴィッチ　中澤紀雄訳:死.みすず書房,1978.

6) 柳田邦男:犠牲者への手紙.文芸春秋社,2001.

7) 宮内寿子:ケアの倫理における自己犠牲の価値.筑波学院大学紀要,5:93-104, 2010.

8) ミルトン・メイヤロフ　田村　真,向野宣之訳:ケアの本質―生きることの意味.ゆみる出版,2000.

9) 品川哲彦:〈ケアの倫理〉が語られる理由,Emergency Nursing, 14(11):51-55, メディカ出版,2001.

10) エヴァ・フェダー・キテイ　岡野八代,牟田和恵訳:愛の労働あるいは依存とケアの正義論.白澤社,2010.

11) エヴァ・フェダー・キテイ　岡野八代,牟田和恵訳:ケアの倫理からはじめる正義論―支え合う平等.白澤社,2011.

12) 村本詔司:心理臨床と倫理.3,朱鷺書房,1998.

13) 前田アヤ:看護とは何か.看護学読本,からだの科学(増刊),8:2-5, 1977.

14) 井上健治:子どもの発達と環境.p65,東京大学出版会,1979.

15) 岡田喜篤,平元　東:人権への理解と配慮.第1章 重症心身障害児(者)の療育の理解,岡田喜篤監修,新版重症心身障害療育マニュアル.医歯薬出版,pp24-33, 2015.

16) 岡田喜篤:障害者ケアマネジメントからみた倫理的課題.ケアマネジメント学,第2号,2003.

第 9 章

重症心身障害児(者)と教育

障害児教育の歩み

1 障害児教育を概観する

すでに第1章において，医療，福祉，教育の重要性，連携の必要性を述べたが，ここでは，障害児教育に焦点を当てて，その変遷を概観してみたい．

「教育」というものをどうとらえるか，その意味をどう理解するかによって，その歴史観も大きく変化するだろう．例えば親から子への道具作りや，物づくりの継承を「教育」ととらえれば「教育」とは人類とともにあったと言えるし，その起源は有史以前にさかのぼることになる．ここでの「教育」は，いわゆる学校教育，またはそれに類する教育の形態を基本に，障害児教育をとらえていきたい．

2 知的障害児教育の原点・イタールとセガン

1 ジャン・マルク・イタールの療育思想

イタールについては，第1章でも触れたが，19世紀のはじめから半ばにかけて，欧州を中心に，知的障害児に関する療育の思想が確立した．1799年，フランスのパリの郊外で11～12歳の少年が発見された．有名な「アヴェロンの野性児」と言われた少年である．この少年は，5～6歳の頃に森に捨てられたと思われ，それ以後は，動物とともに生きて来たと考えられた．少年は3人の猟師によって発見され保護された[1-3]．

やがてこの少年は政府の保護のもとに置かれたが，その保護の担当を願い出たのが軍医であり，国立パリ聾唖院の嘱託医でもあったジャン・マルク・イタールであった．イタールは，少年を引き取り，5年間，懸命に努力したが，当初考えていたような結果は得られなかった．この少年は5年を過ぎても，依然として重度の知的障害児のままであり，社会的な適応力も限られていた．

このとき，イタールは内務大臣に対し，報告書を提出しているが，その内容が今日の知的障害児，また重複障害児の療育の基本となるものであった．それは，「障害そのものは，解消できなくとも，本人にとって価値あるものを提供することに意味がある」というもので，「たとえ正常にならなくとも，あるいは知的な発達が見込めなくとも，その人にとって，価値あるものを生み出すことにこそ，意味がある」という考え方である[1-3]．

イタール自身は，この少年から去っていくが，エドワード・セガン（Edouard Séguin）はこの思想を受け継ぎ，当時「白痴児」と呼ばれていた重度の知的障害児に対する教育実践を行った．また，イタールやセガンの実践に触発された医師のモンテッソーリは，ローマ大学で教育学を学び直し，有名なモンテッソーリ教育を確立した．

❷ アメリカに渡ったエドワード・セガン

晩年のイタールに指導を受けたエドワード・セガンは，1837年以降，「白痴児」の教育に取り組んだ．しかし，その理念と方法は必ずしも広く受け入れられたわけではなかった．医学の素養があったセガンは，「生理学的教育」を体系化し，これがやがて高く評価されることとなるが，その基本は3つの領域からなっていた．すなわち，①筋肉または身体の教育（活動性），②感覚の教育（知能），③道徳の教育（意思）である．ところが，1848年の二月革命以後，フランス国内においては政治的混乱が続き，彼自身も居心地はよくなかったらしく，1850年，希

望を抱いて米国に渡った．米国においても，セガンはすでに著名な人物として知られていたが，移住当初のセガンは，必ずしも恵まれた状況ではなかったようである．

　1852年の末から1860年まで，セガンはニューヨーク州アルバニーにあったハーベイ・ウィルバー（Harvey B. Wilber）のprivate schoolに滞在していた．その間，ニューヨーク大学医学部に入学したが，1861年にここを卒業し，米国における医師資格を取得した．

　すでに当時の米国には，「精神遅滞児」のための施設がいくつかあった．1876年，米国の建国100周年記念として，フィラデルフィアでは万国博覧会が開催され，これに因んで，ペンシルベニアにあるエルウィン・トレーニングスクールの施設長アイザーク・カーリン（Isaac N. Kerlin）は，精神遅滞児施設の相互利益を目的とした協会を結成しようと関係の施設長を招待した．1876年6月6日のことで，これが現在のアメリカ精神遅滞学会の正式な発足日とされており，招待された面々はいずれも医師であった．そして，セガンはこの組織の初代会長となった．組織の名称については，今日までにいくつか変遷をたどっているが〔現在は「アメリカ知的・発達障害学会」（AAIDD：American Association on Intellectual and Developmental Disabilities）と2007年に改称〕，この組織は今日まで続いている．

（岡田喜篤）

3 障害児教育の先駆的取り組み，聾教育の変遷をたどる

1 始まりはスペインの修道院

　障害児教育の中で，先駆的だったものに聾教育がある．ここでは聾教育の変遷を概観してみたい．

聾教育の始まりは多くの研究者が16世紀のスペインとしている．15世紀半ば以降，世界は大航海時代を迎え，スペインやポルトガルなど当時の強国が世界に乗り出した．その結果，強国に富が集まり，貴族が起こる．貴族に聾児が生まれると，子孫を残さないために，また，家督を継がせないために，子どもを修道院へ預けた．

　こうした修道院のひとつにベネディクト派があった．ベネディクト派は禁欲的な傾向が強く，修養の1つに「沈黙の行」と言われるものがあり，これは文字通り，話すことを禁止し，沈黙を守るものであるが，サインを用いることは許可されていたという．このサインは古くから伝承され，紀元3世紀までさかのぼれると言われる[4]．

　このサインを用いて，1545年，サンサドバドル・デ・オーニャ修道院のペドロ・ポンセ・デ・レオンという修道士が，スペインのベラスコ伯爵家の2人の聾児に言葉を教えたというのが，聾教育の始まりと言われている．ただし，修道院は正式な「学校」ではなく，教育機関ではなかったので，学校というよりは，生活や信仰を含めた施設的な役割が強かったと思われる．当時のスペインでは，貴族が家督を相続するときは，王の前で宣誓しなければならず，そうした意味でも修道院に聾児を預けることも多かったようだが，こうした教育によって，言葉が話せるようになり，家督を相続した者もいたという[4]．

② パリ聾学校とシャルル・ミッシェル・ド・レペ

　聾教育の中心は，その後，フランスへと移る．フランスの神父ド・レペは，1760年にパリ聾学校を設立，この学校が世界で初めての聾学校と言われている．ド・レペの功績は，貴族の子弟に限られていた聾児の教育を，すべての聾児に拡げ，教育の権利を与えたことである．レペの死後，パリ聾学校は王立となり，ジャン・マルク・イタールが在籍していた[5]．

なお，ド・レペが教育を始める少し前にフランス北部の修道院で，エティエンヌ・ド・フェイという聾修道士が手話を使って聾児を教育していたという記録もあり，事実であれば，世界初の聾教師と言えるかもしれない．また，ポルトガルでユダヤ人迫害から逃れてきたペレールという人物がこの時期，口話教育で聾児を教えていたという記録もあり[6-8]，こうした歴史の掘り起しが進めば，今後ド・レペ以前の聾教育の状況もわかってくるだろう．

❸ 米国に聾教育をもたらしたギャローデット

米国のエール大学を卒業し，牧師志望だったトーマス・ホプキンス・ギャローデット（Thomas Hopkins Gallaudet）は，アリスという聾の少女に出会い，読み書きを教えた．アリスの父コグスウェルは資産家で，娘と同じ障害をもつ子どものために，聾学校の設立を考えた．そのためギャローデットを1815年，先進地である欧州に派遣した．ギャローデットははじめ，イギリスに渡り，聾教育を学ぼうとしたが叶わず，たまたまロンドンに出ていたド・レペの弟子のシカールと出会い，フランスに渡りフランス式の聾教育を学ぶことができた．そして，帰国したギャローデットは1817年にハートフォード校を開設した．

なお，ギャローデットの末子エドワードは，合衆国郵政長官を務めたケンドールとともに，1857年ケンドール聾学校（コロンビア聾唖教育施設）を設立，1865年に国立聾唖大学を併設，1894年に「ギャローデット聾大学」と改称し，現在に至っている[9]．

❹ わが国における聾教育の変遷

わが国における聾教育（盲教育においても）は明治維新，文明開化という伝統と革新が混沌としていた時代に始まった．欧米よりも約100年の遅れをとっているが，わが国における障害児教育としては，欧米と同じく聾教育は先駆的な位置付けにある．

1873（明治 6）年，古河太四郎氏が組長（区長）熊谷伝兵衛より依頼を受け，京都に待賢瘖唖教場を開き，聾児の教育を始めた．そして1878（明治 11）年，京都盲唖院として正式に開設した．これがわが国における聾学校，盲学校の始まりである．

　2 年後の 1880（明治 13）年には東京で楽善会訓盲院（後に盲唖院と改称）が，設立された．この学校は後年，筑波大学附属聾学校及び盲学校（現在の筑波大学附属聴覚特別支援学校及び視覚特別支援学校）へとつながっていく．

❺ 聾教育のその後，手話の復権

　欧米においても，わが国においても，聾教育史に欠かせないものは，教育方法の論争である．大まかに言えば，聾児にとっての教育に，手話を使うか，否かの論争と言ってもよい[10-12]．この論争は，ド・レペの時代からすでに始まっており，多くの教育者がそれぞれの立場で，論を展開した．方法論の違いは，おのずと障害者観，人間観にも現れる．聴覚障害を病理的な視点でとらえれば，話せて，聞こえるように近づけることが，教育の目標となり，社会的，人権的な視点でとらえるならば，手話を認め，障害者として誇りをもって生きていける人間を育てることが目標となる．

　1800 年代後半より，手話を使用しない発音教育を重視した「口話法」が台頭し，聾教育の国際会議で聾児にふさわしい教育法として採択され，口話法が世界の主流となった．わが国においてもその影響が強くなり，昭和の初期には，ほとんどの聾学校が口話法を受け入れた．しかし，1900 年代半ばより，口話法による教育効果に限界と疑問を抱く教育者や研究者が増えていった．そのため，手話を取り入れる教育方法も研究されるようになっていった．

　また，同時に 1960 年代より，ギャローデット聾大学のウィリアム・ストーキー（William C. Stokoe）をはじめ，手話を言語学的に研究す

る研究者が現れ,「言語」であることを疑われてきた手話が音声言語と対等の言語性を持つものであることを明確にした．また，1980年代には，手話を第一言語とする失語症患者の研究が行われ，手話も脳の中で音声言語と同じように処理されていることが明らかになった[13-15]．こうした手話が言語であることの科学的な証明が，聾教育にも大きな影響を与えた．さらに，障害者の権利条約における教育権や言語権にも，そのことは現れている．

⑥ 現在の聾教育と課題

現在，世界の聾教育の主流は，バイリンガル・バイカルチャー教育と言われるもので，聴覚に影響のない手話を第一言語として身に付け，豊かな第一言語（手話）を利用して，その国の音声言語を身に付けるというものである．特に音声言語においては，従来の発音教育重視ではなく，読めて，書けることを重要視するというもので，欧米では効果を挙げている[16]．

わが国においては昭和の初期以来，補聴器による残存聴力を取り入れるという変化はあったものの，基本的には意識的にも，暗黙的にも，手話を排除する口話教育が続いて来た．しかし，聾児の言語権が注目される中，2002（平成14）年，ろう児を持つ親の会が日弁連に対して「ろう児は教育を受ける権利を，学習権，平等権が侵害されている」として人権救済を申し立て，これを受け日弁連は，「手話教育の充実を求める意見書」を発表し，これを支持した[17]．

2011（平成23）年の改正障害者基本法では，初めて手話が言語であることが明記され，言語環境の整備を行政に求めている．また，当事者団体である全日本ろうあ連盟は教育，通信，労働，文化，通訳制度など，各分野での施策を求める「日本手話言語法案」を提案している．さらに，各地において「手話言語条例」制定の動きもあり，聾教育のみならず，社会運動としても注目を集めている．

障害者の権利条約においても，手話での教育の保障が求められており，こうした動きの中で，わが国の聾学校においても，ようやく手話の導入や，聾者の教員の増員などが図られるようになってきている．今後は，こうした教育の充実や方法の確立，手話を自然に習得するための聾児の集団をどう維持するか，聾児が生まれたときの親への対応など，教育と社会資源が一体となった連携システムの構築が必要と思われる．

4 わが国における障害児教育の変遷

1 明治・大正・昭和初期の知的障害児教育

1872（明治5）年の「学制」の規定により，障害児教育に関する学校は「廃人学校」とされることになったが，実際の設立には至らなかった．その後，1878（明治11）年に前述した京都盲唖院が設立し，わが国で初めての障害児を対象とした学校が始まった．

知的障害児に関する学校は，1890（明治23）年に松本尋常小学校に，学業不振者に対する特別学級が設けられ，これが日本初の知的障害児を対象とした特殊学級の始まりと言われている．1907（明治40）年には，文部省の訓令により各地で「特殊学級」が設置されるようになったが，これらの学級も長続きはせずに終わった．

学校の設立が遅れる中で，知的障害児の教育の受け皿となったのは，知的障害児施設であった．1891（明治24）年，東京で石井亮一氏が滝乃川学園（当時は孤女学園）を設立し，知的障害児を入園させて，先述したセガンの生理学的教育法を踏まえた教育を行った．1909（明治42）年には京都で脇田良吉氏の白川学園，1911（明治44）年川田貞治郎氏の日本心育園，1919（大正8）年，同じく川田氏の藤倉学園などが設立された．

大正期に入り，公立小学校に知的障害児などの特別な学級が設置され

るようになり，また，1940（昭和15）年にはわが国で最初の独立した公立知的障害児教育学校である大阪市立思斉学校が設立された．このような中，1941（昭和16）年には，国民学校令及び施行規則が公布され，省令により「特別の学級」は，「養護学級」「養護学校」と称するようになった[18-20]．

② 整形外科学と肢体不自由児教育

　欧州から整形外科学がもたらされたのは1897（明治30）年以降である．「肢体不自由」という名称を考案した高木憲次氏は，東京帝国大学において，肢体不自由児の実態調査を行い，肢体不自由児が，治療を受けながら教育を受ける学校が必要であると考え，「教療所」の設立を唱えた．高木氏の想いは，1921（大正10）年に，柏倉松蔵氏が柏学園を設立したことで実現し，この施設において整形外科学と教育を取り入れた肢体不自由児の療育が行われるようになった．これがわが国初の肢体不自由児教育の始まりといわれる．

　その後，1932（昭和7）年には公立の東京市立光明学校が設立された．単独の学校は光明学校のみであったが，他県では小学校に併設する形で肢体不自由児の学級が設けられた[18-20]．

③ 病弱・虚弱児教育について

　病弱・虚弱児教育は，1884（明治17）年に大日本私立衛生会の総会で，学校での伝性病予防が検討された．その後1897（明治30）年の「学生生徒身体検査規程」や，1920（大正9）年に出された「学生生徒児童身体検査規程」などにより，子どもの発育評価が重視され，その他結核予防などの高まりとともに，病弱・虚弱児への特別養護対策の関心も高まっていった．

　明治の半ばから，こうした病弱・虚弱児の健康増進や療養のための休暇集落，保養所，林間学校等が各地に設けられた．1909（明治42）年には千葉県に養育院安房分院が設立されたが，これはわが国初の病弱児

の施設であった．1926（大正15・昭和元）年には，東京市鶴巻尋常小学校に病弱児の学級が設けられ，その後，各地の小学校に同様の学級が設けられるようになっていった[18-20]．

❹ 戦前の障害児教育について

明治期から昭和にかけての障害児教育を見てきたが，聾教育，盲教育に比べて，知的障害や肢体不自由の教育の開始が遅いことがわかる．医学や心理学の進歩の影響もあると思うが，大きな要因は，いわゆる寺子屋にあったと推測できる．寺子屋は近所の子どもたちが通う自由な学び舎であり，そこの基本は読み書きそろばんで，そこには聾児や盲児も比較的容易に通うことができた．こうした江戸期からの蓄積や伝統文化が先駆的な教育につながったものと思われる．

また，幕末の志士に影響を与えた吉田松陰と交流のあった谷三山（たにさんざん）という儒家は盲聾者であったし，松陰に討幕を説いたという宇都宮黙林（うつのみやもくりん）という学僧は聾者であった[21]．さらに，松陰の弟の敏三郎も聾者であった[22]．このように，盲者，聾者であっても高い知識を持つ人たち，また社会的に認められた職業に就いている者が存在し，こうした障害を持つ者には，十分に教育は可能であることがすでにわかっていたことも大きいと思われる．

❺ 教育基本法と学校教育法，盲・聾・養護学校が義務化へ

第二次世界大戦の敗戦を受けて，1947（昭和22）年，日本国憲法が発布され，同時に教育基本法及び学校教育法が公布された．この法律は，学校教育の体系を抜本的に改正したもので，小学校と中学校の6・3制を義務教育とする方針が示された．障害児の教育についても，これに準ずる教育を施すとともに，「障害に基づく困難を克服するための必要な知識技能を授けること」を目的とした．こうして，盲，聾学校また養護学校が義務教育になったが，実際の施行については延期された．盲，聾学校については，1948（昭和23）年に小学部が，1954（昭和

29）年には中学部が義務化された．養護学校の完全実施については，そこから遅れること25年，1979（昭和54）年であった．

ここでも，盲，聾学校の義務化が養護学校に先んじたが，これは大正期において，すでに盲学校，聾学校は道府県への設置義務化がなされていたことが大きい．それにしても，養護学校の義務化まで盲，聾学校と25年もの隔たりがあるのは，知的障害や肢体不自由に対する教育のあり方の難しさを改めて考えさせられる．いずれにしても，ここから障害児は，国による就学保障が実現し，特殊教育という障害児教育が始まったと言えるだろう[18-20]．

❻ ノーマリゼーションと特殊教育

すでに紹介しているが，ノーマリゼーションは，1959年に知的障害施設の改善運動から生まれた思想で，障害の有無にかかわらず誰もが社会参加ができる環境を作っていこうとする理念であり，運動であった．その後，この理念や運動は，新たな自立思想として欧米で受け入れられ，1975（昭和50）年の「障害者権利宣言」や1981（昭和56）年の「国際障害者年」にも影響を与えた．

障害児教育においても，こうした思想が浸透する中で「すべての障害のある子どもを普通学級へ」という主張が高まっていった．障害を持つ子どもを健常児から分離して教育するのではなく，通常学級において一緒に学ぶべきだという考えが主張され，こうした分離した教育は非難の対象となった．

障害のある子もない子も同じ学級で学ぶという考え方は，インテグレーションまたはメインストリーミングなどと呼ばれた．インテグレーションは，通常教育と障害児教育とを統合するという意味合いがあり，メインストリーミングとは，教育の傍流となっている障害児教育を，主流となっている通常教育に合流させるという考え方に基づいたネーミングと思われる．ただし，わが国において，こうした理念がどこまで実現

し，効果があったのかは検証が必要であろう．

こうした理念はその後，1982（昭和 57）年に国連で採択された「障害者に関する世界行動計画」や 1989（平成元）年の「子どもの権利条約に関する条約」の策定においても影響を与え，文言の中には，障害児に対する教育への機会均等保障が謳われている．

❼ 特殊教育から特別支援教育へ

2003（平成 15）年，文部科学省より「今後の特別支援教育の在り方について（最終報告）」が提出され，特殊教育から特別支援教育への移行が明記された．2005（平成 17）年には「特別支援教育を推進するための制度のあり方について（答申）」が出され，これまで盲・聾・養護学校で対象となっていた障害児の教育を特別支援教育で行うことが明記された．

こうした流れの中で 2007（平成 19）年 4 月から特別支援教育が開始されることとなり，新たに学習障害（LD），注意欠陥多動性障害（ADHD），及び自閉症スペクトラム障害を持つ児童も特別支援教育の対象となった．

特別支援教育の理念は次の 3 つの柱から成り立っている．1 つ目は，多様なニーズに対応するための「個別支援計画」の策定，2 つ目は，校内や関係機関を連携調整する「特別支援コーディネーター」の設置，3 つ目は，「広域特別支援連絡協議会」の設置である．

「個別支援計画」とは，一人ひとりの子どもに対し，学校教育から社会参加まで，生涯を通じて支援するため，教育はもちろん，福祉や医療とも連携を図りながらその子をみていくことを目的としている．

「特別コーディネーター」とは，通常学級に在籍する学習障害（LD），注意欠陥多動性障害（ADHD）の児童を支援するため，通常学校内での理解促進や，学校以外の機関との連携協力に必要な役割を果たす担当者をいう．「広域特別支援連絡協議会」は，地域における特別支援教育のセンター的役割を担うことを求めている．また，大きな理念として，

障害のある児童への教育にとどまらず，すべての子どもたちのそれぞれの違いや特性，またニーズの違いなどを肯定的に理解し，共生社会の基礎となる教育を行うことを目的としている[18-20]．

⑧ インクルーシブ教育について

インクルーシブ教育は，「包括的教育」と訳されることが多い．インテグレーションなど，かつての統合教育においては，障害児の教育と通常教育の統合を目指して来た．しかし，結果としてこの方策は，通常学級の中において少数派の障害児はどうしても通常学級や学校の方針や流れに合わせていくことを強いられやすい状況を生んだ．そしてそれは時に，統合しながらも，その中で障害児が排除され，孤立化することにつながる危険性を孕むものでもあった．

インクルーシブ教育の理念は「包括」であるが，そこにはすべての者を受け入れるという理念と同時に，障害や個性を排除しないという理念も含まれている．そして，もっと言えば，そうしたすべての子どもの障害や個性を受け入れることで，今までとは違う，障害児教育のあり方や共生社会の構築を目指すという大きな目標を感じる．

インクルーシブ教育は，そのあり方を巡って，さまざまな議論や考え方があり，ここではまだ，まとめられない．特に自閉症スペクトラム障害の子どもにとっての環境整備やアプローチの方法，また，聾児の手話習得のための聾集団の保障など障害分野の区分をなくしたことへの対応，さらに言えば，わが国と諸外国による「発達障害」という名称の概念差異の問題など，インクルーシブ教育のあり方は，今後も慎重に検討する必要があると考える[18-20]．

2 重症児（者）と教育

1 就学猶予・免除となっていた重度障害児

　前項でわが国の障害児教育の変遷を見たように，知的障害児や肢体不自由児の学校は，受け入れ体制や整備が，盲学校，聾学校に比べ，遅れて来た経緯があるが，重症児のように重い障害を持つ児童生徒は，さらに学校教育を受ける機会から遠ざかっていた．

　1962（昭和37）年には，障害児教育における就学基準が設けられたが，重い障害を持つ児童生徒は就学猶予ないしは免除となっていた．

　こうした背景には，日本の高度成長期の中で，労働力となる人材育成が求められていたが，障害児教育においてもそれが目標となり，「職業教育」が重視されてきたことが大きい．そのため労働力となることのできない重い障害児は，教育の場からも対象外とされていたのである[23-25]．

2 重症児への教育の始まり

　1963（昭和38）年，糸賀一雄氏により重症児施設びわこ学園が滋賀県に開設された．すでに知的障害児施設近江学園を開設していた糸賀氏は，その実践を通して，重度の障害児に対しても教育実践を行った．糸賀氏の思想は，どのような障害があっても発達の可能性があり，教育の目的も，障害の有無や程度に関係なく，等しく成長，発達を促すものでなければならず，日々の関わりの中でその変化を引き出すことにある，

というものであった．

このような障害児教育観と実践は，徐々に全国に紹介され，大きな反響を呼んだ．そして，こうした障害児教育における発達保障の考え方は，それまでの特殊教育のあり方を見直すきっかけとなり，すべての子どもたちが教育を受ける権利があるとする思想や運動につながっていった[18-20]．

3 養護学校義務制と重症児

重症児の教育において，画期的な出来事は，1979（昭和54）年の養護学校の義務制であろう．養護学校義務制については，統合教育などの側面から「養護学校不要論」を主張する当事者団体や親の運動もあったが，義務制により，今まで特殊教育の中で実質的に対象外とされてきた重症児にとって，教育を受ける道が拓かれたことは非常に大きなことであった．

一方で，重症児に対し，医療の力をもってしても改善する見込みのない子どもを教育して何になるのか，何が変わるのかという思いをもつ人びとも少なからずいたことも事実であった．さらに，義務化によって対象児童・生徒が増加したために，障害児教育を担当する教員を集めればならなくなったが，集められた教員は障害児教育の経験がない通常学級の教員が多かったとも言われている．

このように当初は，教育的効果を疑われ，教員の力量もさまざまではあったが，実際に重症児への教育（多くは訪問教育）が始まると，子どもたちは見違えるような反応を見せた．多くの教育現場で，病棟スタッフが驚くほどの普段見せないような笑顔，仕草，楽しむ様子が見られたのである．

4 重症児の教育から学ぶべきもの

　糸賀氏が指摘したように，どんなに重い障害を持っていても，人は発達し，成長する．その成長を促し，引き出すことが教育であり，そのためには一人ひとりに基づいたアプローチが必要となる．ある教育者は，「教育は科学者の目と，技術者の手と，教育者の心が大切である．それが子どもを変えていく力となる」と述べた．そして，「重症児への教育には，そのうちの心で捉える部分が大切で，大きいのではないか」とも語った．

　おそらくその意味は，重症児の場合，教員と児童生徒との心の交流の成立が大切であり，もっと言えば，コミュニケーション力が求められるということであろう．糸賀氏は，かつて「重症児は生きていることに価値がある」と述べたことがあるが，その子が生きている，存在している，そこに教員が関わることが大切であり，心の関わりや心の交流を通して，その子から笑顔が溢れ，それに応えて，その反応に促されて，また教員がその子に関わっていくこと，それがその子にとっても，教員にとっても，互いの成長，発達につながっていくのではないだろうか．そうした応答的関係こそが重症児教育の精髄ではないだろうか．

　そうした意味で，重症児の教育は，「教育」という定義をより押し広げる役割をもっているともいえるだろう．しかし，重い重症児の訪問教育は，全体から見ると2％前後に過ぎない．したがって重症児教育に携わることのない教員が多くいることになる．もっと多くの教員が，こうした心の交流や応答的関係の大切さを経験し，教員共通の理解として重症児の教育について伝えていく必要がある．

3

おわりに―今後の課題など

　特別支援教育への移行に伴い，盲，聾，肢体不自由，知的障害，病弱児童といった既存の対象に加え，いわゆる発達障害児が加わり，その数が大幅に増えた．現在においては，特別支援教育の中心的課題が発達障害にシフトしたと言ってもよい状況にある．そのため，大学の教員養成も，既存の障害児分野を学ぶ学生よりも発達障害を専門とする学生が増えてきている．またそれを指導する大学教員も増えており，盲，聾，知的など既存の障害を専門とする大学の教員が少なくなって来ている．これは問題とすべき課題だと考える．

　また，今まで心の交流や応答的関係の良さを述べて来たが，逆に言えば，科学的な視点が乏しく，教育的技法や教材やアプローチの方法が，教員個人の力量に委ねられるという傾向が強い．これも今後の課題として検討が必要であろう．

　さらに言えば，医療と福祉の結びつきは，昨今強くなってきているが，教育においては，まだまだ医療と福祉との結びつきが乏しいと考えられる．今後，よりつながりの強化が図られることを望みたい．

　わが国における重症児への教育姿勢は，世界的にみても稀であり，それはわが国の特別支援教育の宝と言ってもよい．この実践や思想をもっと世に問うべきである．

（蒔田明嗣）

文献

1) 古武弥正訳：アヴェロンの野性児．福村出版，1975．
2) 中野善達，松田　清訳：新訳アヴェロンの野性児．福村出版，1978．
3) 中野善達・他訳：アヴェロンの野性児研究．福村出版，1980．
4) 神田和幸：指文字の研究．光生館，1986，pp71-107．
5) ベサキュ＝ドゥリュイ　伊藤政雄監修：ド・レペの生涯―世界最初の聾唖学校の創立．明石書店，1994．
6) 上野益雄：聾教育問題史．pp31-58，113-138，日本図書センター，2000．
7) ハーラン・レイン　石村多門訳：聾の経験―18世紀における手話の「発見」．東京電機大学出版局，2000，pp2-23．
8) ペールエリクソン　中野善達，松藤みどり訳：聾の人びとの歴史．明石書店，2003．
9) 上野益雄：19世紀アメリカ聾教育方法史の研究．風間書房，1991．
10) 都築繁幸：聴覚障害児教育・コミュニケーション論争史．御茶ノ水書房，1997．
11) 清野　茂：昭和初期手話―口話論争に関する研究．名寄短期大学研究紀要，29，1997．
12) 蒔田明嗣：異文化コミュニケーションから見る手話とろう文化．道都大学国際福祉研究所「PECHKA」，28：7-10，2003．
13) H. ポイズナー・他　河内十郎監訳：手は脳について何を語るか．新曜社，1996．
14) 酒井邦嘉：言語野と失語 左脳と右脳の謎，言語の脳科学―脳はどのようにことばを生み出すか．pp170-182，中公新書，2002．
15) 酒井邦嘉：手話への招待 音のない世界へ．言語の脳科学―脳はどのようにことばを生み出すか，pp256-273，中公新書，2002．
16) 全日本ろうあ連盟：バイリンガル教育・衝撃の世界．ろう教育におけるバイリンガリズム国際会議報告書，1994．
17) 全国ろう児をもつ親の会編：ぼくたちの言葉を奪わないで―ろう児の人権宣言．明石書店，2003．
18) 吉川英里：義務教育における特別支援教育とインクルーシブ教育の意義―将来がひろがる教育とは何か．早稲田大学文化構想学部現代人間論系，岡部ゼミ・ゼミ論文/卒業研究，2010．
http://www.f.waseda.jp/k_okabe/semi-theses
19) 髙橋純一，松崎博文：障害児教育におけるインクルーシブ教育への変遷と課題．人間発達文化学類論集，19：13-26，2014．
20) 就学義務制施行前・学校制度・特別支援教育の理念と基本的な考え方．独立行政法人国立特別支援教育総合研究所，2011，pp1-5．
http://www.nise.go.jp/cms/13,3288,54,245.html
21) 伊藤政雄：幕末の偉大な二人の聾者．歴史の中のろうあ者，pp166-181，近代出版，

1985.
22）岡村壽正：吉田松陰の唖弟．行末川出版，1989．
23）飯野順子：重症心身障害児の教育．岡田喜篤監修，新版重症心身障害療育マニュアル，pp93-98，医歯薬出版，2015．
24）赤石正美：重症心身障害児の発達支援．岡田喜篤監修，新版重症心身障害療育マニュアル，pp98-103，医歯薬出版，2015．
25）岡田喜篤：専門性とチームアプローチの考え方．岡田喜篤監修，新版重症心身障害療育マニュアル，pp103-106，医歯薬出版，2015．
26）岡田喜篤：精神遅滞（知的障害）．第5部 精神医学，氏原　寛，山中康裕・他編，心理臨床大辞典改訂版，pp744-751，培風館，2004．

第 10 章

重症心身障害児(者)福祉の変遷から見る
わが国の障害児(者)福祉の論点

1

はじめに

　本書では，「わが国が生んだ文化」とさえ言われる重症児福祉を主体として，筆者の知り得る範囲の事象を書き綴ってきた．この最終章では，重症児問題を含めて，わが国の障害児（者）福祉に関わる基本的問題を考察してみたいと思う．

2

重症児概念の混乱について

　重症児とは，わが国独自の法律・行政上の概念である．ただし，従来呼び慣れてきた「重症心身障害児施設」という名称は，平成24年度以後，児童福祉法から姿を消したので，正式な名称とはいえず，いわば俗称となった．正しくは，「医療型障害児入所施設の1つで，主たる入所対象を重症心身障害児とするもの」とでも呼ぶべきかも知れない．ここでは便宜上，あえて俗称を使用させて頂く．重症児施設が初めて法制化された1967（昭和42）年8月1日以来，重症児の定義は，2016（平成28）年の現在まで，まったく変わっていない．このことは，すでに述べたとおりである．それにも関わらず，実際には，重症児として遇されている人たちをみると，かなり多様な様相を呈している．なかには，明ら

かに重症児の定義に該当しない人たちが含まれている場合も少なくない．

　このような実態は，重症児概念の過去における目まぐるしいばかりの変遷と，その都度，場当たり的な対応がなされたために，多様な実態が急速に広がったことにある．これを今後なお放置しておくことは，重症児福祉の本質を失う恐れがあるが，この問題を，当の障害者や家族，あるいは関係行政機関やその職員などに責めを負わせるような形で解決しようとすることは断じて許されるものではない．1968（昭和 43）年以来，重症児福祉に深く関わってきた筆者は，歴史的証人の一人として，ことの推移を明らかにし，重症児福祉における矛盾や混乱を，今までと同じように，運用の妙に託して屋上屋を重ねることを絶ち，重症児(者)に該当しないと考えられる人たち自身の立場をいささかも損なうことがないよう十分配慮し，法令等の整備によって速やかに解決されるべきことを強く訴えるものである．

　重症児概念の混乱の背景には，重症児施設が法制化される前から適用されていた重症児の定義と，法定化された新しい定義との間に著しい相違があったことを指摘しなければならない．そのことから生ずるであろう混乱を避けるために国が採った方策こそが今日の混乱の元凶であるが，それは後述するとして，まずは定義の変遷を概観したいと思う．

「重症心身障害児」なる名称の登場

　重症児問題の発端は，小林提樹氏がこの問題を全国規模の研究会や福祉大会などで精力的に訴えた 1957（昭和 32）年のことであった．このときの反響はさほどではなかったが，翌 1958（昭和 33）年の全国社会福祉大会には個人としての小林氏に代わって，東京都社会福祉協議会が訴えを行った．おりしも，この訴えには，前年の小林氏のそれに呼応する発表が用意されており，富山，石川，滋賀，千葉の各県からも同様の

訴えが行われた．この大会は前年の小林氏の問題提起を真剣に議論する大会となり，その結果，社会福祉法人全国社会福祉協議会の中に重症心身障害児対策協議会を設置し，重症児のための福祉施策を精力的に検討することとなった．この大会において初めて，「重症心身障害児」が正式名称として採択されたが，その定義について議論されることはなかった．それまで，関係者の間では，「重複障害児」「重複欠陥児」「不治永患児」などと呼ばれていたが，その概念や厳密な定義はなかったと言ってよい．

2 島田療育園開設当時の対象児

　小林氏の場合，「初めに定義ありき」ではなかった．訪れる障害児すべてが対象児であったからである．あえて特徴と言えば，そのほとんどが，一般の医療機関や知的障害児施設ないしは肢体不自由児施設などで体よく断られてしまったという子どもたちだった．以前から，すなわち1948（昭和23）年以後10年以上にわたって，児童福祉法が施行されながら，重度障害児たちは救済対象とはされていなかった．小林氏も島田療育園も，重度知的障害児や重度肢体不自由児なども当然「重症児」として受け止めており，そこには何の矛盾もなかった．

　島田療育園は上記のような社会状況の中で，1961（昭和36）年，見捨てられるままになっていた児童とその家族の唯一の拠り所として開設された．発足当時の島田療育園は，名前こそ「重症心身障害児施設」と称していたが，その内実は，民間法人による単なる病院に過ぎなかった．ここに入所（入院？）した児童たちは実にさまざまだった．そしてそれらの児童は，いずれも「重症児」だったのである．

3 補助金事業による重症児施設の発足

1963（昭和38）年7月26日，厚生省は事務次官通達「重症心身障害児療育実施要綱」（発児149）を発した．これは，島田療育園が発足し，全国的にも施設設置の機運が高まりつつあり，やがて法律に基づく施設整備は必至の状況にあった．しかし，施設設置に寄せる社会的要望は強く，法制化実現までにも何らかの対応策が必要であった．上記の事務次官通達は，こうした状況のなかで出されたもので，GHQ三原則から生まれたわが国の社会福祉は，法律に基づく措置を基本としていたから，補助金事業として重症児施設が発足したことは異例であり，さらに1966（昭和41）年には，後述するように，当時の国立療養所の80カ所に重症児病棟計202病棟（8,080床）を併設するという方針も異例なことであった．

さて，次官通達は重症児をどのように定義したのであろうか．そこでは「身体的精神的障害が重複し，かつ，重症である児童（重症心身障害児）」としていたが，同時に「重症心身障害児施設入所対象選定基準」なる別表が添付されており，現実にはこの表が，重症児の定義以上に実用性を発揮していたように思われる．

付　別表・重症心身障害児施設入所対象選定基準
1. 高度の身体障害があって，リハビリテーションが著しく困難であり，精神薄弱を伴うもの．ただし，盲またはろうあのみと精神薄弱が合併したものを除く．
2. 重度の精神薄弱があって，家庭内療育はもとより重度の精神薄弱児を収容する精神薄弱児施設において集団生活指導が不可能と考えられるもの．
3. リハビリテーションが困難な身体障害があり，肢体不自由児施設に

おいて療育することが不適当と考えられるもの．

4 政府による初めての定義について

　前項で述べた重症児の定義と重症児施設入所基準については，若干の考察が必要である．ここでは，「身体的精神的障害が重複し，かつ，重症である児童」が重症児である．これは，小林氏や島田療育園が関わってきた児童の実態を反映させようとした結果とも言えようが，身体的精神的障害の重複とは余りに広い範囲を設定しているように思われる．感覚・平衡障害，音声・言語障害，内部臓器障害なども身体障害に含まれるし，各種精神障害，依存障害，思春期障害，行動障害などは精神障害に含まれるものと思われる．これらの障害を重症児概念に含めることは，従来の実態としても，現実の対応としても，かなり無理があると思われるが，当時としてはほとんど問題視されなかったらしい．さらに，添付された「別表・入所対象選定基準」については，さらに疑問点を指摘しなければならない．しかし，これも当時では問題にならなかった．ところが，後年，すなわち1967（昭和42）年8月1日，重症児施設が法制化され，その際，重症児の定義が大幅に縮小されて以後，重症児の概念ならびに定義は，事実上著しく混乱し，その状況は今日なお続いているのである．

　前掲した別表は，今日の混乱が発生する前に定められて実際に使用された定義の適用基準であるが，政府が最初に定めた重症児の定義に関してそのイメージと重症児施設への入所対象を具体的に示したという点で，重症児福祉の歴史上大きな位置を占めている．この通達（発児149号）は，別表を含めて，わずか3年程度で廃止され，1966（昭和41）年5月14日の新しく発せられた厚生省事務次官通達（発児91号）に変更されたが，その影響は後々にまで続いたのであった．

別表に関する疑問とは3つの点が指摘される．1つは，定義と選定基準の役割が不明なことである．次には，両者間にあるいくつかの矛盾が挙げられる．3つめは，選定基準の表現に含まれる誤った人間観・障害観である．当時の社会的認識からみて，これを誤りだと断ずるのは酷かも知れない．しかし，当時でも，小林氏や糸賀一雄氏などは，重症児の人としての尊厳をひたむきに守ろうとしていたことを思うと，やはり誤りだというべきだと思う．

5 重度児対応を始めた他の障害児施設

　第二次世界大戦終結後，間もなく制定された児童福祉法では，重度の障害児が対象になることはなかった．それゆえにこそ，本書の主題である重症児問題が提起されたのであった．ただし，例外がなかった訳ではない．それは，前々項の別表にある「1.」のただし書き（「ただし，盲またはろうあのみと精神薄弱を合併したものを除く」）に該当する人たちであった．この人たちは，1958（昭和33）年に開設された国立精神薄弱児施設・秩父学園の入所対象児であったためである．余談になるが，昭和20年代末から，重度・最重度知的障害児や盲またはろうを伴う知的障害児に関する施設対応が強く要望されていた．政府は，国が直接これを担う必要があるとして，厚生省組織の一部に所属する施設として秩父学園を設立し，やがては同種の施設を全国各ブロックに1カ所ずつ建設するという計画をたてており，その第1号が秩父学園なのであった．しかし，その後の計画は実現しないまま，今日に至っている．このような経緯を辿ってみると，知的障害児に関する限り，ある時期まで，重度・最重度障害児や一部の重複障害児（盲またはろうを伴う知的障害児）については，原則として，国が対応するとしていたように思われる．しかし，新しく重症児問題が登場し，他方で第2・第3の同種施設

の設置が難しいとなれば，別の重度知的障害児対応策を講じる必要が生じてきたのではなかろうか．その実現までの一定期間の「つなぎ」として，幸か不幸か「何でもあり」の重症児の療育事業に便乗し，重度知的障害児問題を重症児問題と抱き合わせるという「行政的合わせ技」であったと思われる．

　果たせるかな，知的障害児施設に重度棟設置が通達されたのは，この年度の終わり，すなわち1964（昭和39）年3月のことであった．また，肢体不自由児施設の重度棟設置は，さらに半年遅れの同年9月であった．こうした一連の行政的整理によって，重度の知的障害児および肢体不自由児に関する入所施設は，理論上，重症児施設から切り離されるはずであった．しかし，現実はさらに混乱を深める結果となっていくのである．

6 「守る会」の結成と「発児149号」

　話は遡るが，重症児（昭和30年代初期，小林氏を頼って集まってきた障害児たちを意味するので，現在の定義に該当しない人たちも含まれる）の親たちは，標記のような親の会を結成した．通称，「重症児（者）を守る会」ないし「守る会」と呼ばれる．守る会については，すでに詳しく述べたが，ここでは結成の契機となった状況を述べたいと思う．重症児の概念や支援の一貫性に大きな影響を及ぼしたからである．

　厚生省は，先の「重症心身障害児療育実施要綱」（発児149号）を発表する前に親の代表に説明した．親たちにとっては大きな喜びであったが，近い将来，重症児施設を法制化するには，児童福祉法に規定することとなるため，18歳以上の人には適用されないと言われ，親たちには大きな動揺が走ったという．厚生省から戻った母親たちの報告を聞いていた小林氏は，決然として言った．「親の会をつくりなさい．そして，

社会の人たちに訴えるのです」 思えば，小林氏が重症児問題を訴えたのも，当時，福祉関係者が集う全国社会福祉大会においてであった．

7 国立療養所重症児病棟設置に伴う重症児(者)の定義

1966（昭和41）年5月14日，新たな次官通達（発児91号）を発し，同時に，先の昭和38年の次官通達（発児149号）を廃止した．これは，すでに触れたように，昭和41年度から，当時の国立療養所に重症児病棟を併設することに伴う通達であった．この通達には，次のような定義が示された．すなわち，「身体的・精神的障害を重複し，かつ，それぞれの障害が重度である児童および満18歳以上の者」〔重症心身障害児（者）〕という定義であった．新しい定義は，内容的には従前のものと変わっていない．ただ，文字表現のうえで，「…，かつ，重症である児童」ではなく，「……，かつ，それぞれの障害が重度である児童および満18歳以上の者」となっている．重症という言葉を使用しなかったのは，純然たる医療機関であるところの国立療養所における誤解や混乱を避けたかったためであろう．なお，新しい定義は，満18歳以上の者を含めて「重症心身障害児(者)」としたのであろう．重症児問題の歴史の中で，政府がこのような表現ないし方針を表明したのはこのときだけであったが，親たちにとっては大きな喜びであった．

ところで，前回の次官通達に示されたような「入所対象選定基準」なる別表は，新たな通達には存在しなかった．新しい通達は，定義要件を変えないままに年齢制限を撤廃し，一方では，この通達の発表と同時に前回の通達を廃止した．したがって，既述のような別表に関する矛盾や疑問も解消されたはずである．つまり，知的障害のみとか，肢体不自由のみであっても，一定の条件が整えば重症児として入所できたのだったが，新通知では，これができなくなったはずである．このような方針変

更には，行政当局としての理屈があったと思われる．それは，すでに触れたように，これまで障害児施設においては重度対応がなされていなかったが，1964（昭和39）年3月および9月に，知的障害児施設ならびに肢体不自由児施設に対して，それぞれ重度棟設置を制度化したところであったため，先の別表の必要はなくなったと判断したものと推察される．

ところが，現実の施設事情はまったく異なっていた．その当時の関係者の説明や資料によれば，昭和38年の次官通達に見る別表が廃止されたなどと考える人は皆無だった．それを裏書きするのは，昭和41年度から始まった全国80カ所に及ぶ重症児病棟設置計画ならびに以後10年度にわたる現実の開設実績である．すなわち，80カ所の国立療養所のうちの11カ所は精神科病院であり，そこに併設される重症児病棟には「動く重症児」が入所してきた．ここでいう「動く重症児」とは，重度ないし最重度の知的障害があり，日常生活を送るためには重介護を要する人たちである．

一方，全国都道府県や政令都市は，精神病院や知的障害児施設に強く働きかけて，「動く重症児」のための重症児施設の設置・経営を行政指導したのであった．かくして，昭和41年頃までに，重症児とは幅広い範囲に及ぶ重度ないし最重度の障害児(者)であるという認識が定着してしまったのであった．

8 重症児施設の法制化に伴う定義

1967（昭和42）年8月1日，児童福祉法第25次一部改正が行われ，重症児施設がようやく法制化された（児童福祉法第43条の4）．GHQ三原則に由来するわが国の社会福祉は，すべて法律に基づく措置として処遇されることが原則とされた時代である．重症児施設の法制化は，重

症児施設の正式な誕生を意味し，関係者の喜びであったことは確かである．しかし，親たちや重症児関係者には大きな懸念があった．それは，新しく登場した重症児の定義が，それまでの定義と比べて，大幅に変更されたという点にあった．すなわち，それまでの定義では，「身体的・精神的障害が重複し，かつ，それぞれの障害が重度である児童および満18歳以上の者」となっていたのに，法定化された定義では，「重度の知的障害と重度の肢体不自由を重複する児童」となっており，その内容は大幅に縮小されたためであった．「現在入所しているわが子が退所させられるのではないか」，「わが子は入所予定者になっているが，取り消されるのではないか」，「18歳を過ぎたら施設入所対象にはなりえないのではないか」等々の懸念が一斉に高まったのである．

　幸い満18歳以上の人については，改正児童法の第63条の3に年齢の例外規定があり，基本的には，児童期を過ぎても排除されないことが分かり安堵したが，いわゆる「動く重症児」は，新しい定義には該当しないことは明らかだった．親たちはこのような障害児(者)について配慮するよう懸命に陳情を重ねた．その結果，当時の国会は，児童福祉法の改正案を可決するに際して付帯決議を行った．その内容は，重症児の定義が新たに規定されたが，現に入所している者や入所を予定している者などが排除されるということのないよう，その運用には十分に配慮すべきであるというものであった．

　政府は，この付帯決議に呼応する形で，1967（昭和42）年8月24日，「児童福祉法の一部を改正する法律の施行について（発児101号）」なる次官通達を発した．次官通達の内容は重症児施設に限らず多岐にわたるが，重症児の入所について，関連する知的障害児施設や肢体不自由児施設などの整備状況等を勘案し，障害内容や程度に必ずしも拘らず処遇することが望ましいという趣旨であった．

　国会の付帯決議ならびにその趣旨を実行するための厚生省次官通達

は，より適切な処遇を求めている多様な障害児(者)にとっては，入所対象から除外されるおそれが軽減されたという点で必要なことだった．しかし，それゆえにこそ，重症児の定義や概念は，曖昧なままに放置され，各自治体や社会福祉法人の裁量によって，重症児施設が建設され，あるいは施設運営がなされる結果ともなったのである．このような事態については，昭和50年代以後，いくつかの重症児施設から強い懸念が示されるようになった．重症児福祉の歴史的経緯から止むを得ず生じてきた重症児概念の混乱ではあっても，重症児という述語が異なる意味で語られ，それが著しい施設間格差を示し始めていることを深刻に考えたからであった．これらの重症児施設の代表格だった江草安彦氏は，当時，社会福祉法人旭川荘児童院の施設長で，日本重症児福祉協会の理事でもあった．江草氏は，上記の諸問題を協会の取り組むべき問題として位置づけ，協会内に「評価小委員会」の設置を提案し，同時に，この検討課題を厚生省心身障害研究として申請した．このような組織的活動は，その後，さらに新たな課題を取り込みながら，ごく最近まで続けられた．その結果，少なくとも，協会加盟の重症児施設においては，かつてのような重症児に関する大規模かつ著しい混乱はかなり軽減した．しかし，「動く重症児」に関する問題は，施設の努力だけでは到底不可能で，いまなお未解決となっている．

9 日本重症児福祉協会の努力

全国には，重症児(者)が入所することができる施設が，現在のところ2種類ある．1つは，独立行政法人・国立病院機構に属する病院（74カ所，国立精神神経センターを含む）であり，いま1つは法人立の重症児(者)施設（推定130カ所）である．ここでいう「日本重症児福祉協会」とは，現在の「公益社団法人日本重症心身障害福祉協会」の前身

で，当時も現在同様，法人立の重症児(者)施設のすべてが加盟していた．重症児福祉協会の歴史は，親の会（守る会）よりやや早く，1961（昭和36）年，島田療育園の発足直後に結成された．

　前項で述べた「評価小委員会」が設置されたのは1976（昭和51）年で，入所児(者)の個人状況を総合的に把握するための個人チェックリストを開発・作成し，さらに障害の原因別分類表を作成した．翌年からは，全国重症心身障害児施設長会議を開催し，その重要な会議資料として，全国重症心身障害児施設実態調査報告書を作成，以後毎年，これを発行している．これは，施設関係者のみならず，行政当局からも高く評価されている．

　1978（昭和53）年には，あらたにガイドライン小委員会を設置し，重症児療育や施設生活に関する標準的なあり方の普及を図り，さらには職員のモラル向上に資するため，執務における「べからず集」を作成し，職員に配布した．こうした協会の活動は，曖昧なままに混乱を続けていた施設の運営や機能を大きく向上させたと思われる．

　以上，重症児の概念や定義に関する混乱について詳しく述べてきた．その間に，次々と拡大していった矛盾や混乱に対しては，施設同士の結束と努力によって解決を図ってきた．このことは，今後ともに継続されるべきことであるが，重症児問題はさらに新たな課題を呈しつつあることを痛感する．一方では，より濃密なケアを要する障害児への対応が求められつつあり，他方では重症児自身の高齢化と障害の重度化への対応が求められている．さらには，自宅で暮らす重症児を支えるためには，なすべきことが山積している．

　今日でも，重症児問題とは，小林提樹氏が拒否することなく受け入れた人たちの問題なのである．いま，私たちは，半世紀以上に及ぶ重症児との関わりを正確に捉え，次なる世代に繋げていきたいと切に願うものである．

3

重症児の児・者一貫体制について

 児・者一貫体制の意味

　年齢を超えて児童も成人も一貫し遇するという児・者一貫体制は，守る会のみならず，重症児施設のほとんどが加盟する公益社団法人日本重症心身障害福祉協会も，一致してこれを強く主張している．

　わが国では，一部に児・者一貫体制は人権侵害だという批判があるという．その理由を深く尋ねたことがないので反論することは控えるが，風聞ながら，「成人になっても子ども扱いしているのは人権侵害だ」との批判は聞いたことがある．この場合，批判の対象は「子ども扱い」にあると思われるが，何をもって「子ども扱い」としているのか，一般に「子ども扱い」という言語表現は，好ましからざる状態を意味して使われる場合が多いと思われるが，それが「人権侵害」に該当するのは，どのような状況における「子ども扱い」なのだろうか．

　ここでは，私たち重症児関係者が，こぞって児・者一貫体制を主張している理由を述べたいと思う．

 経験知としての児・者一貫体制

　洋の東西を問わず，古来，児童期までに発現する障害児の寿命は，一般同年齢人口の平均寿命に比べ，格段に短命だった．その傾向は，重度

であるほど著しく，複数の障害が共存する場合も同様であった．こうした状況にあった時代では，成人期を迎える重度・重複障害児は例外的な人たちであった．したがって，児と者を分けて遇するという発想は極めて乏しかった．しかし，それは「児・者一貫であるべし」という積極的な主張であったとは言い難い．当時，素朴に児・者一貫を望んでいたのは多くの親たちだったと思われるが，この親たちの気持ちは，ある時期から明確な積極論に傾いていった．

　重症児のなかには生命予後が改善されて年長児（18歳・19歳少年）や成人となる人が増えてくると，医療においては小児科診療対象年齢（15歳未満）を超えていることを理由に内科受診を指示されたり，ときには受診した内科では障害の特殊性を理由に診療を断られたりするような事態が知られるようになった．

　このような事情を述べると内科医への批判と受け取られやすいが，それは正しくない．重度・重複障害にあっては，その背景に特殊な病理的要因が介在する場合が少なくない．小児科医は，こうした事態に最初から深く関わって，その児童の発達期全般を把握している．一方，内科医の場合には，通常，小児科医のような背景を持たないままに対応することになる．受診児を拒否するという意味合いではなく，今後も小児科診療の対象であり続ける方がよいと考える内科医も少なくない．欧米の病院では，こうした方針で年齢制限を撤廃して診療する小児科診療部門をAdult Pediatrics（成人小児科）などと呼んでいる．

3　欧米の「発達障害」に見る児・者一貫体制

　欧米においては，特に米国が先鞭となって，1970年代以降，「発達障害」という法律的概念が定着している．これは，発達期に発現する障害のうち，その程度が重度であって生涯にわたって福祉的支援を必要とす

ることが予想される状態を「発達障害」として，幼児期・成人期を，一貫した方針で継続的かつ確実に支援するという制度であって，例えば米国ではメディケイド（Medicaid：民間の医療保険に加入できない低所得者・身体障害者に対して用意された公的医療制度）によって支えられているものである．ちなみに，欧米の「発達障害」とは，わが国における発達障害とは全く異なる概念である．ところが，わが国の発達障害を英訳するとDevelopmental Disabilityとなり，このために国際的混乱が生じているといわれる．

　欧米において発達障害なる概念が誕生した理由は何だったのだろうか．その背景には，発達期に発現する障害は，成人期以後に生じる「中途障害」とは基本的に異なるという認識がある．すなわち，発達期に発現する障害の場合，本人にとってはその障害のみが課題なのではなく，本人には広い領域に及ぶ一般的な発達課題を担っており，その点に関する一般的・総合的支援が必要である．さらに，本人固有の障害は，障害に特化した専門的支援が必須であるとともに，その障害が他の領域における発達に及ぼす影響についても配慮されなければならない．

　欧米における発達障害の概念は，広い範囲に及ぶ障害種別を包含している．代表的なものとしては，脳性まひ，筋ジストロフィー，ダウン症，知的障害，自閉症スペクトラム，胎児性アルコール症スペクトラムなどが知られている．

　以上のことから，欧米においては，「発達障害」が児・者一貫体制のもとで支援されている．わが国では，重症児だけが，運用上の計らいとして例外的に児・者一貫体制が認められているが，このことは，知的障害をはじめ，自閉症スペクトラムや脳性まひなど，発達期に発現する障害に関して，児・者一貫体制を検討する価値があるのではなかろうか．近年，重症児をはじめ重度の知的障害や自閉症などでは，発達期をとうに過ぎたと思われる40歳台以後に著しい発達を示す例は知られるよう

になった．こうした事実は，人の発達に関しては，より一層柔軟な理解が求められるように思われる．

4

わが国の福祉体制について
―ソーシャルワークへの期待―

1 わが国の社会保障制度とソーシャルワークの欠如

　社会保障制度といえば，わが国では，年金・医療・福祉がその主要な構成要素であるとされてきた．ところが，最近では，さかんに「年金・医療・介護」という言葉が横行して「福祉」という表現や意味が曖昧なものになりつつあるように思える．

　ところで，社会保障の実態は，それぞれの国の基本思想や現実の社会体制によって大幅に相違する．例えば北欧諸国では，国民の多くが「高負担・高福祉」であることを支持している．だから，「おたくの国は税金が高いですね」と指摘してもべつに反論はしない．「税金は高いのですが，それはやがて返ってもきますから」という．実際に納めた税金が形を変えて戻っていることはわが国においても間違いないのだが，私たちの多くは，「税金は取られてしまうもの」と感じている．おそらく，わが国の国民が北欧並みに「高負担・高福祉」を受け入れることは極めて困難ではなかろうか．しかし筆者は，困難を承知しながらも，成熟社会となったわが国として北欧に学ぶべき点が多いと思う．

　すでに述べたように，わが国の社会保障制度は，形式的には大宝律

令・戸令の中に存在したが，その後間もなく登場した養老律令に引き継がれながら，まったく長い間，形骸化したまま，ほとんど運用されることなく，明治初期の恤救規則の制定によって姿を消した．恤救規則も実効性はなく，昭和4年の救護法（施行は昭和7年）も同様であって，そのまま1945（昭和20）年8月15日の終戦を迎えた．わが国はなんと1000年以上の長期にわたって，国家責任に基づく社会保障機能が欠落していた国である．そして戦後，連合国軍最高司令官総司令部（GHQ）の指導下で構築されたのは，欧米式の福祉体制であった．

周知のように，戦後つくられた社会福祉の基礎構造は，社会福祉事業法その他の法律の抜本的改正によって今日のような福祉体制となっているが，戦後から現在に至るまで一貫していることは，ソーシャルワーク（日本語では，社会福祉援助技術という．ここでは援助技術と略す）の欠如と，ソーシャルワーカー（以下，「SW」と略）の不在である．本項では，福祉実践の中核と思われる援助技術と，その専門性の担い手であるSWに関して外観的に考察したいと思う．

2 福祉的援助の構成要素

ここでは，福祉的な援助を必要としている人をクライエントと呼ぶ．当たり前のことだが，援助はあくまでもクライエントへの援助である．その援助は，通常，援助技術，プロフェッショナルケア，そしてマネジメントという3つの要素からなる組織によって提供される．これは今日の医療の構成と共通している．すなわち，今日の医療は，医術，看護，マネジメントから構成されている．

上記の援助技術とは，クライエントを適切に理解し，代弁し，その人権を守り，必要に応じてカウンセリングによって支えながら，ニードに叶うサービスを仲介する．そしてサービス提供をモニターしながら目標

達成を見届ける．プロフェッショナルケアとは，多くの職能域に存在する専門職の中からSWの要請を受けた者によって提供される専門的援助を意味する．マネジメントとは，近年特にその重要性が指摘されているもので，いわば援助そのものの社会的責任や倫理性を含む事業の健全性および透明性を確保する機能をさす．

3 改めて援助技術について

　欧米に見る社会福祉では，その具体的な姿である援助行為の始まりから終結まで，SWが関わる．しかも，その大半はクライエントないしはクライエントからの信任を得た家族など，ごく限られた人のプライバシーに関係するので，秘密保持は当然であるが，クライエントの方針決定に際しても軽々しく相談することはできない．日本では当り前のように，「サービス調整会議」などが行われるが，これも厳しく規制される．福祉的支援がクライエント自身の尊厳を守るものであるならば当然であろう．

5

おわりに

　わが国では，戦後，さまざまな文化・文明に学びながら，近代国家として再建に努力してきた．それらは，優れた価値を発揮したものも少なくないが，今日なお十分に消化して日本社会の基本構造に取り込まれているとは限らないものもある．筆者の独断かも知れないことを承知で指摘するならば，その多くは外来語で，カタカナ表示されているもののなかに潜んでいると思われる．さらにいえば，福祉領域も例外ではないと思う．

　福祉領域では，多くの法律・条令・規則・規定・制度・仕組みなどが作られ，多種多様な社会資源や専門職の国家資格化も実現した．しかし，福祉学を開講している国立大学は，ごく一部の国立大学で授業科目として「社会福祉援助技術」を選択科目としている以外は存在しない．

　かつて社会福祉士が法定化されたとき，これを「ソーシャルワーカーに育成する」という意見があったというが，それは間もなく立ち消えた．もちろん，社会福祉士がそのままSWに移行するなど論外である．もし，SWを誕生させようとするならば，その前に国際的評価に耐えられるSWについて見識を積む必要がある．

　　　　　　　　　　　　　　　　　　　　　　　　（岡田喜篤）

あとがき

　私は本書において岡田喜篤先生の共著者ということになっていますが，お読みになってお解りのように，本書の中心は岡田先生がこれまで発表された論文等の中から，重症児(者)福祉・医療の歴史や論点について書かれたものを編集し，10章のテーマに沿ってまとめたものです．

　私は論文と論文をつなぐための文章や，各テーマの性質上，必要と思われる事柄について断片的，部分的に書かせていただいただけで，共著者としての資格がないことは明らかです．本来であれば岡田先生のお名前のみで出すべきところを，私にこのような立場を与えてくださったのは，ひとえに，岡田先生のオリジナルな文章に対する真摯で厳格な姿勢，また，誰に対しても（私のようなものにさえも）分け隔てのないまなざしを注がれる心遣いから来るものであることは，岡田先生に出会った多くの方々にはご理解いただけるのでないでしょうか．

　私の本来の役割は，緑内障が進み，視力の著しい低下を余儀なくされた岡田先生の目となり，手となって，論文を整理し，本書を編集することにありました．

　岡田先生は，わが国の重症児福祉・医療に関するトップランナーとして，数十年にわたり発表して来られた著書，論文，講演録，対談，エッセイなどの著作があります．特にその歴史や論点に関しては，長年，繰り返し，その意味や意義を私たちに伝えて来られました．本書はいわばその集大成として，改めて重症児福祉・医療の歴史を振り返り，その論点を多くの方々に知っていただくことを目的としています．

　とは言え，その膨大な著作に目を通し，各章のテーマを考え，それをまとめることは，私にとってはあまりにも責任の重いことであり，また手に余る作業でもあり，正直，途方に暮れていました．しかし，これも多くの方々がご存知かと思いますが，岡田先生は類稀なる記憶力の持ち主で，それは80歳を超えた今も健在です．そのため，私は何とかまとめた荒原稿を岡田先生の前で音読し，校正をお願いしました．岡田先生は1章毎に私が読み終えた段階で，驚異的な記憶力を発揮され，語句の訂正や加筆，また，他の論文との差し替えなど校正の指示をされました．その後，医歯薬出版編集部から送付された初校以降の校正原稿についても，同じ方法を繰り返し，すべての原稿を仕上げることができました．時には岡田先生がお話になった内容を文章化するなど口述筆記，聞き書きのようなことも行いました．

　岡田先生にとっては，もどかしいことであったかも知れませんが，私は岡田先生とのこの時間がとても楽しみであり，喜びに満ちたひとときでした．岡田先生の記憶の中にあるさまざまなエピソードや思いを直接伺うことができ，また各テーマについて，たくさんの示唆に富んだお話を伺えたことは，私にとってはとても貴重な体験であり，自分を見つめ直す良い機会を与えていただきました．

さて，2016年7月26日神奈川県相模原市にある障害者施設津久井やまゆり園で，元職員が利用者を殺傷するという事件が起こりました．この事件は，障害福祉に関わる者にとって，特に重い障害を持つ人たちに関わる者にとって，根源的な拠りどころを抉られ，踏みにじられたと感じるほどの衝撃的な出来事でした．この事件を受けて，福祉関係者や関連組織，また識者や専門家がさまざまな声明やコメントを発表しましたが，その鋭い視点や指摘にはそれぞれまったく共感しながらも，一方で，そうした意味づけをして，早く自分を納得させようとする私自身への躊躇いも感じました．本当にそれで良いのか，無抵抗に，無意識のうちに，生きる権利を奪われ，これからの人生を突然に無きものにされた利用者の方々に対して，当たり前のように哀悼の意を捧げ，鎮魂を祈るには，私はあまりにも，無力で，偽善者で，不安定なものを持ち過ぎていないのか，これほどまでの狂信的な行為に及ぶことを自制する心は持っているものの，重い障害を持つ人たちの生きる権利を奪ったり，阻んだり，歪めたり，また憎んだり，怒鳴ったりしないでいるという確かなものが，私の中に本当にあるのか，そのような思いに苛まれる日々を過ごしましたし，今もなお過ごしています．

　そうした躊躇いや呻吟の中でふと思ったことは，私のような不安定で，不確かな正義感ではなく，本書こそがこの事件の動機や思想に対する詳細で力強い反論の書となっているのではないかということでした．もちろん，もともと本書はそのような思いの中で書かれたものではないことは明らかです．しかし，岡田先生をはじめ，長年重症児に関わって来られた方々は，戦後の復興や高度成長期にあった時代背景の中で，重症児は「生きる価値がない」「お金をかける意味がない」「不幸な存在でしかない」と言う世間の言葉にどう踏み止まり，どのような思いで重症児や社会と向き合ってきたのか，重症児から何を学び，その存在をどう受け止めてきたのか，そして，私たちはそこからどこへ向かわなければならないのか，どのような社会を目指さなければならないのか，そのことを本書から読み取ることができると思いますし，また，それゆえに本書を世に問う意味もあると思うのです．

　哲学者のピーター・シンガーは，重い病気や障害を持つ人の安楽死を肯定する思想を長年発表してきました．「未来について予想することができ，未来について期待や欲求を持つことができる存在」にのみ「人格」は存在し，それを持たない人を持つ人たちと同等に論ずることはできないとも主張しています．これは意志や意識の乏しい人には「人格」は存在せず，したがってそれを持つ人たちと同等の人権（生きる権利や幸福になる権利など）を認めることは難しいと受け取れます．シンガー自身は，誤解が多いと述べていますが，しかし，シンガーの思想については，誤解を超えて世界中の障害者団体などから反論や批判が寄せられています．また，

シンガーの思想は，世界の主流とはなってはいませんが，欧米における安楽死肯定の根拠づけには影響を与えていると思います．今回，こうしたシンガーの思想に同調するような犯罪が，欧米ではなく，現在の日本社会の中で起こったことの意味は深く，大きく，重たいと思います．
　いのちといのちの間に，こうしたシンガー的功利主義に根づいた線を引くこと，それを一端認めたなら，その範囲は国家の都合によって，どんどん広がっていく可能性が生じます．重い障害者の次は重病患者かも知れませんし，高齢者や貧困者かも知れません．そのように国家にとって不都合と見なされる人々の間に，次々と線が引かれ続け，恒常的に健康で，明晰で，経済的に豊かであり続けることのできない私たちにとって，その線は遅かれ早かれ自分にも迫ってくるのです．自分の老化や病気や障害にびくびくしながら，常に自分の健康や経済的価値を他者と競い合い，死ぬまで勝ち続けなければならない社会をみなさんは望むでしょうか．そして，私が述べていることは決して幻想ではありません．いのちといのちの間に線を引いてはならないこと，それを人類は過去の戦争や，虐殺や，差別や，優生思想といった暗い線引きの歴史の中で，多くの悲惨な犠牲者の上にそれを学びました．そして1948年には世界人権宣言が出され，以来，その理念を世界で共有して来たのです．しかし，今のわが国の状況はどうでしょうか．経済や教育や障害の有無など，社会の中で多くの線が引かれ，それが際立ち，序列や格差となって，人々の関係はぎすぎすしたものになってはいないでしょうか．私たちは気づかなければなりません．社会が成り立つ上で一番大切なことは，共に暮らす人たちへの信頼や共感，優しさや思いやり，支援や連携であることを，そうした不可欠な基盤を失った時，その国は，社会は，恐怖と不安と疑心暗鬼が漂う冷酷で殺伐としたデストピアへ向かうことを，それは歴史が証明しています．
　今のわが国には，先述した状況から脱却するための新たな価値観や思想が必要だと思います．そして，それは本書に通底する「最も弱いものをひとりももれなく守る」〔重症児(者)を守る会の3原則の1つ〕という思想や実践から導き出せるのではないかと私は思うのです．

　以上，述べてきましたように，本書は，重症児福祉・医療の歴史を見つめながら，いのちの大切さ，尊さについて，再確認と再認識を求めています．一方で，いのちは単独では輝かないものであることも示唆しています．詩人タゴールは，「単独でいるものは無であり，彼に実存を与えるものは他者である」と述べていますが，人の生命や存在を輝かせるものはそうした他者との関わりです．人との関わりの中で，いのちは耀き，重く，尊いものになるのです．そして，私たちの関わりは，一方的なものであってはならないのです．もっと言えば関わりのなかで私たち

は気づかなくてはならないはずです．自分のいのちは，深いところで他者のいのちとつながっていることに，自分のいのちの延長上に他者のいのちがつらなっていることに，そして，自分のいのちは，自分だけのものではないということに．いのちは宿り，つながり，応答，循環し，そして，引き継がれていくことに私たちは気づかなければなりません．

　重症児(者)は多くの関わりの中で生きています．そして，それは固有の関係であり，誰にも代わることのできない唯一無二の存在としての関係なのです．そうした関係の中で，重症児(者)は，かけがいのない人生を歩んでいます．そのことを本書から感じていただければ幸いです．

　本書の執筆，編集作業において，多くの方々にお世話になりました．社会福祉法人北海道療育園の平元東副理事長，松尾彰久専務理事・事務局長のお二人は，私にこうした機会を与えてくださり，励ましと適切な助言をいただきました．同法人の松田一郎先生からは，わが国におけるケアの倫理学の紹介者，生命倫理の研究者のお立場から多くの文献をご教示いただき，助言もいただきました．松田先生の東洋思想，日本思想に根ざした生命倫理観，また何より魅力的なお話とお人柄に，私は強い影響を受けています．前旭川養護学校校長髙橋和明先生からは，ご多忙の中，時間を割いていただき重症児教育についてのお話を伺うことができました．また髙橋先生は養護学校の卒業生というお立場からも貴重なお話を聞かせていただきました．社会福祉法人全国重症心身障害児(者)を守る会の山本圭美さんは，「両親の集い」など貴重な資料の情報をいただき，また私の突然の質問にも丁寧に対応してくださいました．そのほか多くの皆様のご協力，ご助言，ご支援に感謝いたします．医歯薬出版のみなさまには，慣れない作業に苦戦する私を忍耐強く待ち続け，適切な助言をいただきました．こうした助言がなければ本書を完成させることはできなかったと思います．心より感謝いたします．そして，何より，岡田先生には長きにわたり，貴重な時間を共に過ごさせていただき，おそらく私にとっては二度とない経験をさせていただきましたことを，改めて深く感謝申し上げます．

　本書が重い障害を持つ方々，当事者に関わる方々，また，今後そうした方々への支援の道を歩もうとされる皆様への一助になることを願い，あとがきとさせていただきます．

蒔田明嗣

■資料　重症児(者)の福祉に関連する動向（年表）

西暦（年号）	重症児関連	法律・制度など	他の福祉の動向、団体の動向など	社会・国際情勢
江戸期以前				
712年 720年			・古事記（712年）、日本書紀（720年） 　イザナギ、イザナミの子　水蛭子、淡島の記述 ・中央集権体制・律令時代「戸令・鰥寡条」 　中国大陸の法体系を翻訳し制度として整えたが実際にはほとんど運用されなかった。鰥寡（かんか）、孤独（こどく）、貧窮（ひんぐ）、老疾（ろうしつ）、癈（おろかひと）など	
723年			・興福寺に施薬院（養老施設）と悲田院（医療施設）設置	
730年			・皇后宮職下に施薬院設置	
江戸期				
1722年 （享保7年）			・小石川養生所（無料の医療施設）設置	
1790年 （寛政2年）			・江戸石川島に人足寄場（罪人の自立支援施設）設置	
1792年 （寛政4年）		・松平定信　七分積立金制度（窮民救済・低利資金貸付制度）		
明治期				
1868年 （明治元年）			・大阪府立清水谷救血場開場	

西暦(年号)	重症児関連	法律・制度など	他の福祉の動向、団体の動向など	社会・国際情勢
1869年(明治2年)			・東京府 三田救護所（廃疾老幼者）設立 ・大分県 日田養育館設立（設立者：松方正義氏）	
1871年(明治4年)		・棄児養育米給与方 ・「穢多」「非人」等の称を廃止		
1872年(明治5年)		・学制公布	・ラクロット氏 横浜慈仁堂設立 ※「育児院」の始まり ・東京府 養育院設立	
1873年(明治6年)		・3児出生貧困者へ養育料給付方 ・内務省設置	・金沢 救貧所設立（設立者：小野田太三郎氏）	
1874年(明治7年)		・恤救規則制定 ※日本初の統一的な救貧法。貧窮者、障害者へ米代を支給する制度。しかし、ほとんど実施されなかった	・長崎 浦上養育院設立（設立者：岩永アマ子氏）	
1875年(明治8年)		・貧困者救療概則制定 ・窮民一時救助規則制定	・愛育社設立（設立者：大野唯四郎氏、井上三登治氏）	
1877年(明治10年)			・東京女子師範学校付属幼稚園開設 ※日本初の「幼稚園」 ・博愛社（日本赤十字社の前身）設立（設立者：佐野常民氏）	・西南の役
1878年(明治11年)			・京都盲唖院設立※日本初の盲学校、聾学校	
1879年(明治12年)			・福田育児院設立※乳幼児の養育施設	・琉球藩廃止、沖縄県を置く
1880年(明治13年)		・備荒儲蓄法 ※組織的な被災者救済制度	・ブレル氏、長崎 希望の灯学園設立	

重症児(者)の福祉に関連する動向（年表）

西暦（年号）	重症児関連	法律・制度など	他の福祉の動向、団体の動向など	社会・国際情勢
1883年(明治16年)			・マルマン氏、長崎 奥浦慈恵院設立	
1885年(明治18年)		・内閣制度創設（太政官制廃止）	・大阪祈祷所（池上感化院）設立（設立者：池上雪枝氏）※感化院の始まり・高知 育児会設立	
1886年(明治19年)		・学校令公布・代用簡易小学校制公布・北海道庁設置	・私立子備感化院（錦華学院）設立（設立者：高瀬真郷氏）・東京婦人矯風会設立・東京同善会簡易小学校設立（貧児養育）・千葉感化院設立・愛知育児院設立	
1887年(明治20年)			・岡山孤児院設立（設立者：石井十次）（孤児教育）	
1888年(明治21年)		・市制町村制公布	・岡山感化院設立・出獄人保護会社（静岡勧善会）設立※更生保護の始まり	
1889年(明治22年)		・大日本帝国憲法発布	・ドレーパー氏 横浜訓盲院設立	
1890年(明治23年)		・民法公布・府県制・郡制公布・軍人恩給法制定	・新潟静修学校設立 幼児保育事業を開始※日本初の保育所（託児所）・松本尋常小学校に学業不振者に対する特別学級設置※日本初の知的障害児の特殊学級の始まり・大阪博愛社設立	

207

西暦（年号）	重症児関連		社会・国際情勢
	法律・制度など	他の福祉の動向，団体の動向など	
1891年 (明治24年)		・滝乃川学園設立（設立者：石井亮一氏） ※日本初の知的障害児教育施設 ・京都産院（助産）設立（設立者：佐伯理一郎氏） ・アダムス氏，岡山博愛会（貧児の診療・教育事業）設立 ※セツルメント事業の先駆け	
1894年 (明治27年)		・大日本紡績㈱工場内に託児所設置 ※企業内保育所の始まり	・日清戦争始まる
1895年 (明治28年)		・日本救世軍発足 ・聖公会 聖ヒルダ養老院設立 ※日本初の老人ホーム ・リデル氏，熊本回春病院開設（ハンセン病保護所）	・日清講和条約締結
1896年 (明治29年)		・東京 孤児院教育院設立（設立者：北川ハツ氏）	・台湾総督府設置
1897年 (明治30年)		・東京キングスレー館設立（設立者：片山潜氏） ※日本初のセツルメント	
1898年 (明治31年)		・小樽孤児院設立（設立者：中島武兵氏）	
1899年 (明治32年)	・内務省に地方局設置（県治局を改称） ・罹災救助基金法公布 ・行旅病人及行旅死亡人取扱法制定	・東京家庭学校設立（設立者：留岡幸助氏）	
1900年 (明治33年)	・感化法公布 ・精神病者監護法	・二葉幼稚園（東京）開設（設立者：野口幽香氏ら）	

西暦(年号)	重症児関連	法律・制度など	他の福祉の動向、団体の動向など	社会・国際情勢
1902年 (明治35年)			・山谷孤児院上川支院(旭川育児院)設立	
1903年 (明治36年)			・日本基督教青年同盟(YMCA)結成 ・楽石社設立(吃音児教育)(設立者:伊沢修二氏)	
1904年 (明治37年)				・日露戦争始まる
1905年 (明治38年)			・日本キリスト教女子青年部(YWCA)設立	・ポーツマス条約調印
1906年 (明治39年)			・札幌孤児院設立 ・鳥取孤児院設立 ・東北育児医院設立 ・盛岡孤児院設立 ・長崎育児授産所設立 ・幼年保護会設立(設立者:有馬四郎助)	
1908年 (明治41年)		・感化法改正(感化院を義務化) ・らい予防法施行	・中央慈善協会(のちの全社協)設立 会長 渋沢栄一氏 ・東京市養育院井の頭学校設立 ・東京高等師範学校付属小学校に補助学級創設	
1909年 (明治42年)		・救世軍「集金鍋」(社会鍋)街頭に ・私設社会事業奨励費交付開始	・中央慈善会雑誌「慈善」発行(月刊福祉」の前身) ・白川学園(京都)設立(設立者:脇田良吉氏) ・東京市養育院安房分院設立 ※日本初の病弱児の養護と教育を担う常設施設	・伊藤博文暗殺

西暦（年号）	重症児関連 法律・制度など	他の福祉の動向、団体の動向など	社会・国際情勢
1910年（明治43年）	・感化救済事業奨励助成金（117団体に4万円交付）	・天理教養徳院（奈良）設立	・韓国併合
1911年（明治44年）	・工場法公布 ※年少者と女子労働者への就業制限	・恩賜財団済生会（東京）設立 ・日本心育園設立（設立者：川田貞治郎氏）	
1912年（明治45年／大正元年）		・宮城県細田村村営質庫創設 ※公益質屋の始まり	・明治天皇崩御「大正」に改元
大正期			
1914年（大正3年）		・北海道家庭学校設立（設立者：留岡幸助氏）	・第一次世界大戦始まる
1916年（大正5年）	・工事法施行 ※12歳未満の就業を禁止	・桃花塾（大阪）開設（設立者：岩崎正一氏）	
1917年（大正6年）	・国立感化院令公布施行 ・軍事救護法公布 ・岡山県に済世顧同制度設定 ・内務省地方局に救護課新設		
1918年（大正7年）			・第一次世界大戦終結
1919年（大正8年）	・精神病院法公布 ・内務省地方局救護課を社会課に改称	・国立感化院武蔵野学院設立（設立者：川田貞治郎氏） ・大坂市公立託児所を設立 ※日本初の公立託児所	
1920年（大正9年）	・内務省社会局を設置		
1921年（大正10年）	・職業紹介法公布	・柏学園設立（設立者：柏倉松蔵氏）	

西暦（年号）	重症児関連		社会・国際情勢
	法律・制度など	他の福祉の動向、団体の動向など	
1922年 (大正11年)	・内務省の外局として社会局新設 ・健康保険法公布 ・少年法公布 ・矯正院法公布	※日本初の肢体不自由児教育の始まり ・私立日本女子大学社会事業部児童保全科設置 ・長崎県社会事業協会日本初の共同募金実施	
1923年 (大正12年)	・盲学校及び聾唖学校令公布 ・工場労働者最低年齢法公布 ・船員最低年齢法公布	・全国水平社結成 ・大阪毎日新聞点字新聞を発行開始	・関東大震災
1924年 (大正13年)		・恩賜財団済生会赤羽乳児院開設 ・恩賜財団慶福育児会設立 ・財団法人中央社会事業協会設立 ※中央慈善協会を改名	
1926年 (大正15年／昭和元年)	・内務省社会局に労働部、社会部、保険部設置 ・幼稚園令	・済生会芝病院に社会部創設 ※日本におけるソーシャルワークの先駆け ・在団法人児童愛護会設立（強弱児施設）	・大正天皇崩御 ［昭和］に改元
昭和時代			
1928年 (昭和3年)		・財団法人啓成社設立 ※肢体不自由者の職業指導	
1929年 (昭和4年)	・救護法公布	・中央盲人福祉協会設立	・世界恐慌始まる
1931年 (昭和6年)	・らい予防法公布		・満州事変起こる

211

西暦(年号)	重症児関連	法律・制度など	他の福祉の動向、団体の動向など	社会・国際情勢
1932年(昭和7年)			・東京市立光明学校設立 ※日本初の公立の教育学校(単独の学校) ・財団法人鉄道弘済会設立 ・全国育児事業協会設立	・5.15事件
1933年(昭和8年)		・児童虐待防止法公布 ・少年救護法公布	・児童擁護協会設立	
1934年(昭和9年)			・恩賜財団愛育会(東京)設立 ・日本精神薄弱児愛護協会発足	
1936年(昭和11年)				・2.26事件
1937年(昭和12年)		・母子保護法公布 ・保健所法公布		・日中戦争始まる ・ヘレンケラー氏来日
1938年(昭和13年)	・小林提樹氏「重複障害児」と出会う	・厚生省設置 (社会局に保護課、福利課、児童課、職業課を置く) ・社会事業法公布 ・国民健康保険法公布		
1939年(昭和14年)				・第二次世界大戦始まる
1940年(昭和15年)		・国民優生法公布	・大阪市立思斉学校設立 ※知的障害児を対象とした日本初の学校	
1941年(昭和16年)		・厚生省社会局を「生活局」に改称 ・医療保護法公布		・太平洋戦争始まる

西暦（年号）	重症児関連	法律・制度など	他の福祉の動向、団体の動向など	社会・国際情勢
1945年 (昭和20年)		・厚生省社会局復活（保護課、福利課、住宅課を設置） ・厚生省、「救済福祉に関する件」をGHQに提出		・ポツダム宣言受諾（第二次世界大戦終結） ・連合軍最高司令官総司令部（GHQ）設置
1946年 (昭和21年)	・小林提樹氏、日本赤十字中央病院産院で診療相談を開始	・日本国憲法発布 ・生活保護法公布 ・民生委員令公布 ・生活保護法公布 ・GHQ三原則を指示（無差別平等、国家責任明確化、必要経費非制限） ・社会局に援護課を設置（児童福祉を主管）	・近江学園設立（設立者：糸賀一雄氏）	
1947年 (昭和22年)		・厚生省に児童局を新設（企画課、養護課、母子衛生課を置く） ・児童局に保育課新設 ・児童福祉法公布 ・改正民法公布 ・教育基本法公布施行 ・学校教育法公布 ※言聾養法制化されたが、重度・重複障害児は就学猶予・免除 ・保健所法公布 ※初めて医療ソーシャルワーカーが取り上げられる ・共同募金全国一斉に実施 ・全国児童週間実施	・全日本聾唖連盟設立 ・厚生省調査　精薄児施設　公立3、私立13 定員604 入所児数444 要保護児童66,200	

213

西暦（年号）	重症児関連	法律・制度など	他の福祉の動向、団体の動向など	社会・国際情勢
1948年 (昭和23年)	・小林提樹氏、重症児の収容施設を乳児院という形で始める	・児童福祉法施行 ・児童福祉施設最低基準公布施行 ・「こどもの日」制定 ・社会保障制度審議会設置法公布 ・民生委員法公布 ・保健所設置（全国30市）	・エリザベスサンダースホーム設立 　(設立者：沢田美喜氏) 　(米神奈川県・孤児院) ・東京杉並保健所、専任の医療ソーシャルワーカー設置 ・大阪社会事業ボランティアセンター協会設立 　※日本初のボランティアセンター ・日本盲人連合会結成 ・日本肢体不自由児協会結成	・国連総会 ・世界人権宣言採択 ・ヘレンケラー氏再来日
1949年 (昭和24年)		・身体障害者福祉法公布 ・GHQ福祉行政に関する6項目提案 ・児童福祉審議会設置 ・厚生省設置法公布	・日本精神薄弱児愛護協会再建 ・全国身体障害者団体連合会結成	
1950年 (昭和25年)	・天皇、皇后両陛下　日赤産院を訪問	・身体障害者福祉法施行 ・精神衛生法公布施行 ・生活保護法公布施行 ・中央身体障害者福祉審議会 ・社会保障制度審議会発足 ・「社会保障制度に関する勧告」提出	・山梨県聾学校　盲聾重複障害児の教育を開始	
1951年 (昭和26年)		・児童憲章制定 ・社会福祉事業法公布施行 ・福祉事務所発足	・整肢療護園開設（肢体不自由児施設） ・基督教児童福祉会設立 　(養護施設児童の援助を開始) ・全国乳児院協会設立 ・中央社会福祉協議会設立 ・歳末たすけあい募金開始	・日本講和条約、日米安全保障条約調印 ・世界保健機構に加盟

214　重症児(者)の福祉に関連する動向（年表）

西暦(年号)	重症児関連	法律・制度など	他の福祉の動向、団体の動向など	社会・国際情勢
1952年(昭和27年)	・糸賀憲郎氏が花園学院を設立、重度の精神薄弱児、動く重症児の療育を開始	・厚生省、「保育指針」発行・国立精神衛生研究所発足・厚生省、肢体不自由児実態調査実施	・精神薄弱児育成会結成・全国身体障害者大会開催・中央社会福祉協議会、全国社会福祉協議会連合会に改組	・GHQ廃止
1953年(昭和28年)	・糸賀一雄氏、近江学園に重症児、重複障害児を受け入れる	・文部省、精神薄弱児の小学部義務化・盲聾学校の小学部義務化・精神薄弱児対策基本要綱決定・文部省、障害別の実態調査開始	・精神薄弱児育成会、全国精神薄弱児育成会に改称・全国児童福祉大会開催	
1954年(昭和29年)	・秋山ちえ子氏、NHKで日赤産院の障害児のことを取り上げる	・厚生省、児童局保育課を母子福祉課に改める・厚生省、「養護施設運営要領」施行	・日本社会福祉学会発足・全国養護施設大会開催・全国里親連合会結成・北海道大学、東京教育大学、岡山大学に養護学校教員養成課程認定・精神薄弱者愛護協会「愛護」を復刊	
1955年(昭和30年)	・日赤産院で小林氏が障害児を抱えた親たちの集まり「両親の集い(月例会)」を始める・日赤産院入院児健康保険取り扱い停止該当児強制的退院を受ける	・労働省、精神薄弱児の実態調査実施	・社会福祉新聞社「福祉新聞」を創刊・全国母子福祉大会開催・全国社会福祉協議会、全国社会福祉協議会連合会に改称・精神薄弱者愛護協会、日本精神薄弱者愛護協会に改称	・森永ヒ素ミルク事件発生・国際労働機関(ILO)、「障害者のリハビリテーションに関する勧告」を採択
1956年(昭和31年)	・指導誌「両親の集い」発刊・日赤産院入院児医療扶助取扱停止通知	・厚生省、「厚生白書」刊行・厚生省、「精神薄弱児通園施設の運営について」通知	・全国精神薄弱児育成会、機関誌「手をつなぐ親たち」創刊・長野で家庭養護婦派遣事業始まる※ホームヘルパーの先駆け	・日本、国際連合に加盟・国際児童福祉連合に加盟

西暦(年号)	重症児関連	法律・制度など	他の福祉の動向、団体の動向など	社会・国際情勢
1957年(昭和32年)	・全国乳児院研究協議会で、「重複欠陥児の処遇と対策」を訴える ・小林氏が、児童福祉法の対象とならない心身障害児の現状を各種の大会で訴える（全国乳児院研究協議会、全国社会福祉大会、全国社会福祉協議会、乳児部会、東京都社会福祉大会等） ・「重複欠陥児対策懇談会」開催 ・非公式に医療扶助該当児の継続入院が認められる	・国立精神薄弱児施設の設置決定 ・児童福祉法に、精神薄弱児通園施設を設ける ・婦人相談員設置 ・児童相談所に児童保護監査官設置	・WHOベッカマン氏、日本の医療ソーシャルワーカーを視察 ・東京都立青鳥中学校、青鳥養護学校となる ※最初の公立養護学校 ・精神薄弱児通園施設「東京都北児童学園」と「新潟市明星学園」が開設	・朝日訴訟始まる
1958年(昭和33年)	・東京都社会福祉大会で、「重症欠陥児の処遇とその対策について」提案 ・全国社会福祉大会で、「重症欠陥児の処遇とその対策について」提案 ・「重症心身障害児」との呼称決定 ・全国社会福祉協議会に「重症心身障害児対策委員会」設置 ・全社協で、第1回重症心身障害児対策委員会開催 ・日本心身障害児協会設立 ※島田療育園の経営主体となる ・「秋津療育園」開設（設立者：草野熊吉氏） ※制度の谷間にある重複障害児のための施設	・国立秩父学園開設（精神薄弱児施設） ・社会福祉事業等の施設に関する措置法公布 ・厚生省、小児麻痺児の増加に伴い全国に防疫体制を指示 ・国民健康保険法公布 ・日本国有鉄道、精薄児の割引措置適用	・日本身体障害者団体連合会設立 ・育成会　名張育成園を設置	・小児まひ患者 2,000名を超える
1959年(昭和34年)	・心身障害児外来診療所開設（小林提樹所長）	・小児まひ指定伝染病となる ・国民年金法公布	・ソ連から小児麻痺ワクチン 2万人分寄贈	・児童権利宣言 (国連総会決議)

西暦（年号）	重症児関連	法律・制度など	他の福祉の動向、団体の動向など	社会・国際情勢
1960年 (昭和35年)	・島田療育園初代園長に小林氏就任	・精神薄弱者福祉法公布施行 ・身体障害者雇用促進法制定		・全国精神薄弱児育成会、「全日本精神薄弱者育成会」に改称
1961年 (昭和36年)	・厚生省、日本心身障害児協会（島田療育園）に重症心身障害児の療育研究を委託（400万円） ・島田療育園開設（50床） ・親たちが国家予算獲得を陳情	・児童扶養手当法公布	・日本ソーシャルワーカー協会設立 ・「小児麻痺治療センター」武蔵日赤に創設 ※日本最初の小児療養センター ・国立さぬき学院開設（女子児童自立施設）	・デンマーク、1956年法制定ノーマライゼーション理念の誕生 ・新安保条約調印 ・第1回パラリンピック開催 ・国際精神薄弱者育成連盟設立 ・世界精神衛生年（World Mental Health Year）
1962年 (昭和37年)	・島田療育園に国庫補助金600万円 ・秋津療育園 財団法人の認可を得る ・重症心身障害児対策促進協議会発足	・神戸市「重度心身障害児福祉年金」条例制定	・全国肢体不自由児父母の会連合会結成	・ケネディ、「精神薄弱に対する国家的対策計画の必要性に関する声明」発表
1963年 (昭和38年)	・びわこ学園開設（糸賀一雄氏、岡田英彦氏） ・作家水上勉氏、「拝啓池田総理大臣殿」を中央公論6月号に発表 ・あゆみの精募金運動開始 ・全社協重症心身障害児問題懇談会発足	・老人福祉法公布 ・厚生省、初の「児童白書」を刊行 ・「生活保護手帳」刊行 ・老人家庭奉仕員（HP）制度化	・日本船舶振興会（日本財団）設立 ・言語障害を持つ親の会結成 ・全社協に「心身障害児福祉協議会」設置	・カリフォルニアパークレー校で自立生活運動始まる
	・全国心身障害児をもつ兄弟姉妹の会設立 ・国立秩父学園付属保護指導員養成所開設			

西暦(年号)	重症児関連	法律・制度など	他の福祉の動向, 団体の動向など	社会・国際情勢
1964年(昭和39年)	・重症心身障害児療育実施要綱施行 ・厚生省事務次官通達「重症心身障害児の療育について」 (※行政として初めて重症児育を明確化, しかし, 18歳以上は入所できなかった) ・重症児施設公費(重症児指導費)支出開始	・厚生省児童局を児童家庭局に改称 ・母子福祉法公布 ※これにより, 福祉6法の確立 ・厚生省, 特別児童扶養手当制度重度精神薄弱児扶養手当交付	・全国進行性筋萎縮症親の会発足 ・おきやー献金運動開始	・東京オリンピック, パラリンピック開催 ・ヘルシンキ宣言 ・ライシャワー事件
1965年(昭和40年)	・全国重症心身障害児を守る会結成 ・秋津療育園, 重症児施設に認可 ・秋田おばこ天使など看護師確保始まる ・守る会療育相談, 巡回相談開始 ・重症児(者)救済学生連盟結成 ・第2回重症児(者)を守る全国大会 ※国立療養所重症児病棟を要望 ・国立療養所整肢療護園に重症児病棟設置決定 ・総理官邸にて橋本登美三郎官房長官と重症児関係者の懇談会を開催 ・全国社会福祉会議重症心身障害児部会設置 ・厚生省, 重症児実態調査発表(全国で17300人) ・各マスコミで重度障害児問題の報道相次ぐ	・厚生省, 精神薄弱者福祉法の事務を社会局から児童家庭局に移管 ・障害福祉年金, 精薄児にも支給 ・国立小児病院開設 ・母子保健法公布 ・理学療法士及び作業法士法制定	・全国精神障害者家族会結成大会 ・第1回全国身体障害者スポーツ大会開催	・糸賀一雄氏『この子らを世の光に』刊行

218　重症児(者)の福祉に関連する動向 (年表)

西暦(年号)	重症児関連	法律・制度など	他の福祉の動向、団体の動向など	社会・国際情勢
1966年(昭和41年)	・全国重症児(者)施設経営団体連絡会設立			
	・全国重症児(者)を守る会、社会福祉法人の認可を受ける ・全国10カ所の国立療養所に重症児の委託病棟を設置 ・中央児童審議会に重症児特別部会設置 ・厚生省、心身障害者のコロニーを高崎市に建設決定 ・国立重症児施設看護職員研修会開催		・全国心身障害者父母の会協会発足の集い ・日本盲人協会設立	
1967年(昭和42年)	・児童福祉法改正され、重症児施設法制化 同付帯決議で18歳以上も入所可となる ・厚生省、在宅重症児(者)訪問指導要綱通知 ・厚生省、重症児施設整備計画決定 ・厚生省、重症児対策5か年計画発表 ・全国重症児施設運営協議会発足	・身体障害者家庭奉仕員派遣事業創設	・自閉症児・者親の会結成	・朝日訴訟最高裁判決
1968年(昭和43年)	・国立コロニー起工式を挙行 ・厚生省、在宅重症児への特殊寝台の貸与を通知	・厚生省児童家庭局養護課廃止し、育成課、障害福祉課新設 ・愛知県心身障害者コロニー開設		・糸賀一雄氏逝去 ・児童権利宣言、国連で採択 ・エルサレム宣言(精神薄弱者の人権宣言)

219

西暦（年号）	重症児関連	法律・制度など	他の福祉の動向、団体の動向など	社会・国際情勢
1969年（昭和44年）	・重症心身障害児療育相談センター開設（全国重症児を守る会事務所） ・あゆみの箱、重症児センターでクリスマス会 ・動く重症児の親が陳情活動	・心身障害者扶養保険制度創設 ・児童手当審議会設置 ・在宅重度・重複障害児への「家庭訪問指導」一部自治体で実施 ・厚生省、「自閉症児療育要綱」施行	・重症児施設で腰痛問題が深刻化 ・腰痛症が職業病と認定される ・ねたきり老人家庭奉仕員事業創設	
1970年（昭和45年）	・重症児センター母子通園を独自事業 ・秋津療育園、成人病棟を開設	・心身障害者対策基本法公布施行 ・心身障害者福祉法公布施行 ※国立コロニー設置 ・心身障害児家庭奉仕員派遣制度運営要綱施行	・厚生省、身体障害児実態調査実施 ・在宅の重複障害児27,700人と推計 ・「動く重症児の療育に関する調査研究」に三菱財団が助成 ・障害者雇用促進協会発足 ・中央心身障害者対策協議会発足 ・全国心身障害児福祉財団設立	・大阪万博 ・よど号ハイジャック
1971年（昭和46年）	・国立コロニー のぞみ園（高崎市）開所 初代理事長 菅修氏	・児童手当法公布 ・視能訓練士法公布 ・老齢年金支給開始 ・環境庁設置 ・厚生省、児童家庭局に児童手当課新設 ・国立特殊総合研究所開設	・日本医学総会で、「重症児（者）問題のシンポジウム」開催 ・厚生省、東京都、全国重症児施設連盟の共催で重症児施設職員研究会開催	・ドルショック ・変動相場制に移行 ・精神薄弱者の権利宣言、国連で採択
1972年（昭和47年）	・島田療育園、動く重症児病棟開設 ・小林提樹氏、守る会北浦雅子氏、参議院労働委員会にて、意見陳述 ・全国重症児施設運営協議会を、日本重症児福祉協会（以下、日重協）に改称	・老人福祉法改正、医療費無料化に ・心身障害児通園事業創設 ・身体障害者療護施設創設 ・重度障害児（者）日常生活用具給付事業実施要綱施行	・全国障害者技能競技大会開催 ・全国難病患者団体連絡協議会結成	・映画「さよならCP」上映運動 ・沖縄県本土に復帰 ・エド・ロバーツ氏、CILを設立 ・札幌オリンピック開催

西暦（年号）	重症児関連	法律・制度など	他の福祉の動向、団体の動向など	社会・国際情勢
1973年（昭和48年）	・小林提樹氏、NHKで、島田療育園の窮状を訴える ・参議院厚生労働委員会の採択により、重症児施設の介護比率1対1が認められる	・療育手帳制度開要綱施行 ・厚生省、児童家庭局障害福祉課に障害福祉専門官を置く ・国立久里浜養護学校創設 ・厚生省、肢体不自由児養護施設の設置及び運営の基準施行	・重症児施設でストライキ起こる（腰痛問題、人員不足、賃金問題など） ・淀川キリスト病院でホスピス・ケアを始める	・福祉元年と称される ・オイルショック
1974年（昭和49年）	・小林提樹氏、島田療育園を退職 ・日重協「施設実態調査」を開始	・東京都、養護学校義務制実施 ・特別福祉手当新設（本人支給）	・日本精神薄弱者福祉連盟結成	・世界身体障害者競技大会開催
1975年（昭和50年）	・日本重症心身障害研究会発足 ・日重協、管理コースなど各種研修会を開催			・国際婦人年、国連総会で採択 ・障害者の権利宣言、国連総会で採択
1976年（昭和51年）	・守る会の北浦会長夫妻に朝日社会福祉賞	・在宅重度障害児（者）緊急一時保護事業補助要綱実施 ※のちの短期入所、ショートステイ制度 ・厚生省、児童家庭局企画課に児童福祉監査指導室設置	・日本てんかん協会設立 ・全国障害者解放運動連絡会議開催	
1977年（昭和52年）	・日重協、北浦員外会長 調査「開始	・1歳6ヵ月児健康診査実施 ・先天性代謝異常検査実施 ・厚生省、児童相談所執務規定施行	・共同作業所全国連絡会発足 ・いわゆる「保父」が認められ、男性の保母資格取得が可能に ・身体障害者雇用促進協会設立	・青い芝の会「川崎バス闘争」
1978年（昭和53年）	・守る会・北浦員外会長逝去 ・日重協「教育に関する小委員会」開催	・中央児童審議会、障害児福祉施策をまとめる（当面する心身障害児への医療の充実など） ・国立武蔵野療養所神経センター開設	・財団法人日本児童手当協会発足	

221

西暦(年号)	重症児関連	法律・制度など	他の福祉の動向、団体の動向など	社会・国際情勢
1979年(昭和54年)	・全国重症児施設長会議、「養護学校の義務化に伴う要望書」を文部省、日重協、「養護学校の義務化に伴う要望書」を厚生省へ提出、指定都市の教育長へ提出	・文部省、養護学校義務制実施・国際人権規約が日本批准・国立身体障害者リハビリテーションセンター開設（所沢市）・厚生省、身体障害者福祉都市に20市を指定・厚生省、「心身障害児総合通園センターの設置について」通知	・日本福祉施設士会制定・社会福祉施設長資格認定講習開始（社会福祉研修センター）	・国際児童年・第二次オイルショック
1980年(昭和55年)	・守る会の北浦会長にエイボン賞	・総理府、国際障害者年推進本部設置・児童福祉法に、自閉症児施設新設・厚生省、「心身障害児(者)施設地域療育事業の実施について」通知	・全国ホームヘルパー協議会発足・第1回全国社会福祉協議会全校大会開催・国際障害者年日本推進協議会発足	・世界保健機関、国際障害分類（ICIDH）採択・ハーグ条約採択
1981年(昭和56年)	・守る会、「親の憲章」を第18回全国大会で制定	・母子福祉法を母子及び寡婦福祉法と改称・政府、12月9日を「障害者の日」と決定・衆議院、障害者の「完全参加と平等」の実現をはかる決議・総理府、国際障害者年全国キャンペーンを実施	・社会福祉法人こどもの国協会発足・第1回日本スペシャルオリンピック開催・国際障害者年国民会議開催	・国際障害者年・ベビーホテル事故多発・リスボン宣言採択※患者の権利宣言
1982年(昭和57年)	・守る会、「重症児(者)の周辺児(者)に関する研究」富士財団より助成	・国際障害者年推進本部、「今後10年間の障害者対策長期計画」を決定・総理府、障害者対策推進本部を設置・厚生省、老人保健部設置	・社団法人全国有料老人ホーム協会発足	・国連、「障害者に関する世界行動計画」を採択・国連、ILO 159条約を採択・堀木訴訟、最高裁棄却

西暦（年号）	重症児関連	法律・制度など	他の福祉の動向、団体の動向など	社会・国際情勢
1983年 (昭和58年)	・守る会、「このこたちは生きている」出版 ・守る会、創立20周年記念大会挙行 ・守る会、創立20周年記念コンサート開催	・市町村社会福祉協議会法制化 ・厚生省、各種年金、児童手当などの諸手当の所得制限引き上げ決定 ・老人保健法施行、70歳以上の医療費が一部有料化 ・中央児童審議会障害関係三特別部会、「心身障害児対策の拡充について」要望書提出 ・身体障害者福祉法、内部障害に範囲拡大 ・労働省、障害者雇用専門官配置 ・厚生省、「在宅心身障害児(者)療育事業実施要綱」施行	・日本精神薄弱者福祉連盟、「精神薄弱者に関する長期行動計画」を発表	・国連障害者の10年スタート
1984年 (昭和59年)		・身体障害者福祉法改正 ※心理判定整備、障害者の範囲拡大 ・厚生省、児童家庭局企画課に施設調整室新設 ・心身障害児(者)施設地域療育事業に「プール開放事業」追加	・日本精神薄弱者愛護協会、「精神薄弱幼児療育の手引き」刊行 ・日本精神薄弱者愛護協会創立50周年記念式典開催	
1985年 (昭和60年)	・守る会、国立病院・療養所の再編に関する要望書を提出 ・びわこ学園、岡崎英彦氏に朝日社会福祉賞	・厚生省、「精神薄弱者福祉工場の設置及び運営について」通知 ・厚生省、「特別障害者手当制度創設等について」通知		・男女機会均等法公布
1986年 (昭和61年)	・国立病院・療養所再編成対象施設の一部発表	・障害者基礎年金制度創設 ・老人保健法改正 老人保健施設創設	・DPI日本会議発足 ・ヒューマンケア協会発足	・チェルノブイリ原発事故発生
1987年 (昭和62年)	・守る会、重症児施設法制化20周年記念全国大会を開催 ※森繁久彌氏、ボニージャックス出演	・社会福祉士及び介護福祉士法公布 ・精神保健法公布	・心身障害児福祉協議会、心身障害者団体連絡協議会に改組 ・全国児童福祉会議	

西暦（年号）	重症児関連	法律・制度など	他の福祉の動向、団体の動向など	社会・国際情勢
1988年（昭和63年）	・守る会、重度・重複障害者の通所施設「世田谷区立三宿つくしんぽホーム」の運営委託を受ける・「抱きしめてBIWAKO」開催・精神・神経疾患研究委託費支給※重症児関係の研究に初の委託費	・身体障害者雇用促進法、「障害者の雇用の促進に関する法律」に改称・精神薄弱者社会自立促進モデル事業を創設・厚生省に、老人保健福祉部を設置	※児童福祉法制定40周年	・リハビリテーション国際会議開催（東京）
平成期				
1989年（昭和64年）（平成元年）	・重症児センターあけぼの学園、東京都の重症児通所施設として認定・緊急一時保護事業、私的事由でも対象に・厚生省、「重症心身障害児通園モデル事業の実施について」通知	・厚生省、手話通訳士制度創設・高齢者保健福祉推進10か年戦略（ゴールドプラン）策定・精神薄弱者地域生活援助事業（グループホーム）創設		・昭和天皇崩御「平成」に改元・「子どもの権利条約」国連総会で採択
1990年（平成2年）	・重症児（者）通園事業A型を全国5か所でモデル事業実施・日重協「重症児施設評価チェックリスト」作成	・福祉8法の改正公布※地域福祉の重視など・心身障害児家庭奉仕員派遣事業を廃止し、心身障害児（者）ホームヘルプサービス事業を創設・厚生省、「心身障害児通園施設機能充実モデル事業の実施について」通知・厚生省、「心身障害児（者）地域療育拠点施設事業の取扱いについて」通知	・内部障害者に運賃割引適用	・障害を持つアメリカ国民法（ADA）可決

西暦（年号）	重症児関連	法律・制度など	他の福祉の動向，団体の動向など	社会・国際情勢
1991年（平成3年）	・守る会全国大会，日本重症児福祉協，国立重症心身障害児協議会との共催で開催	・授産事業の分場方式制度化・改正福祉8法施行・老人保健法改正，老人訪問看護制度創設	・全国在宅介護支援センター協議会発足	・バブル経済崩壊・湾岸戦争
1992年（平成4年）	・守る会ビデオ「重症児とともに」を制作・守る会，都立東大和療育センターの運営を東京都から受託，開所	・福祉人材確保法施行・老人訪問看護制度施行・育児休業法施行・障害者対策に関する新長期計画を策定・出産前小児保健指導事業創設	・「国連・障害者の10年」列島縦断キャラバン開始・「国連・障害者の10年」最終年国民会議開催・知的障害者本人の会「さくら会」発足・第1回全国精神薄弱者スポーツ大会（ゆうあいピック）開催・日本精神薄弱研究協会，「日本発達障害学会」に改称	・国連・障害者の10年最終年・アジア太平洋障害者の10年実施を決議
1993年（平成5年）	・守る会「いのちを問う」出版・重症児通園（小規模型）型を全国5カ所でモデル事業実施・国立療養所重症児病棟職員のための自己チェックリスト作成（厚生省心身障害研究班）・重症児施設等便覧作成（前川報恩会助成研究）	・障害者対策推進本部，「障害者対策に関する新長期計画」を発表・心身障害者対策基本法を，障害者基本法と改め，法を全面的改正※精神障害が福祉の対策に位置づけ・12月9日を「障害者の日」に制定・厚生省，「強度行動障害特別処遇事業の実施について」通知・心身障害児（者）HP事業に，外出時における移動の介護を追加	・日本社会福祉士会設立・日本精神薄弱者福祉連盟，「精神薄弱」に替わる用語を，名として「精神遅滞，障害区分として「知的障害」とする	・アジア太平洋障害者の10年始まる・「障害者の機会均等化に関する基準規則」国連で採択

西暦(年号)	重症児関連	法律・制度など	他の福祉の動向、団体の動向など	社会・国際情勢
1994年(平成6年)	・守る会創立30周年記念大会挙行、天皇、皇后両陛下のご臨席を賜る ・重症児のファッションショー、食事の講習会を開催	・総理府、「障害者白書」刊行 ・厚生省等、「エンゼルプラン」策定 ・厚生省等「新ゴールドプラン」策定 ・政府、「児童の権利に関する条約」批准 ・厚生省、「障害保健福祉施策推進本部」を設置 ・ハートビル法制定 ・保健所法を「地域保健法」に改称 ・厚生省、育成課を「家庭福祉課」に、児童手当課を「育成環境課」に、母子衛生課を「母子保健課」に改称	・日本精神薄弱者福祉連盟、「精神薄弱問題白書」を「発達障害白書」に改称 ・日本介護福祉士会設立 ・こども未来財団創設	・国際家族年 ・サラマンカ宣言 ※インクルージョンを推進
1995年(平成7年)	・守る会、中高生ボランティアと重症児の交流キャンプ始まる ・守る会、シンボルマークを制作、テレホンカードも作成	・総理府、「障害者プラン」ノーマライゼーション7か年計画」策定 ・精神保健福祉法施行 ・文部省、学習障害児(LD)を定義 ・厚生省心身障害研究班、精神薄弱に替わる用語として、「知的発達障害」または簡略化で「知的障害」を提言	・全日本精神薄育成会、「全日本手をつなぐ育成会」に改称 ・日本ダウン症協会発足 ・日本精神薄弱研究会、「日本発達障害学会」に改称	・阪神淡路大震災 ・地下鉄サリン事件
1996年(平成8年)	・守る会、都立東大和療育センター「よつぎ園」を東京都から受託、開所 ・守る会、重症児に特化した訪問看護事業	・厚生省大臣官房、「障害保健福祉部」設置※「障害福祉課」移管 ・中央児童福祉審議会「障害児の通園施設のあり方について」		・らい予防法廃止

西暦(年号)	重症児関連	法律・制度など	他の福祉の動向,団体の動向など	社会・国際情勢
	・「西部訪問看護事業部」を東京都から受託,運営 ・大震災に備えて「~障害をもつ人・家族のための震災時防災マニュアル」作成 ・重症児(者)通園モデル事業を廃止し,重症児通園事業を創設	意見具申 ・優生保護法を「母体保護法」に改称 ・心身障害児通園事業に小規模型を追加		
1997年 (平成9年)	・重症児のための献立表「重症児のための楽しい食事」への招待」刊行 ・重症児療育相談センター竣工 ・日重協「自己点検・べからず集」作成 ・重症児の地域サポートのためのボランティア育成教室始まる	・養護学校高等部訪問教育試行導入決定 ・介護保険法国会で可決決定 ・精神保健福祉士法公布 ・言語聴覚士法公布 ・児童福祉法改正により,母子寮が「母子生活支援施設」に,養護施設及び虚弱児施設は「児童養護施設」に,教護院は「児童自立支援施設」となる。また,新たに「児童家庭支援センター」設置		
1998年 (平成10年)	・重症児(者)通園事業と訪問教育の利用による療育上の効果についての調査研究実施 ・「両親の集い」500号達成	・社会福祉基礎構造改革中間報告発表 ・特定非営利活動促進法(NPO)法成立 ・法律に明記されている「精神薄弱」を「知的障害」に改めることを決定 ・「精神薄弱者福祉法」を「知的障害者福祉法」に改称		・長野オリンピック,パラリンピック開催

227

西暦（年号）	重症児関連	法律・制度など	他の福祉の動向, 団体の動向など	社会・国際情勢
1999年（平成11年）	・重症児施設を介護保険の適用除外とする省令 ・通園事業実施にあたり、医療的ケアを必要とする在宅重症児（者）ニーズ調査	・成年後見法公布 ・地域福祉権利擁護事業始まる ・ゴールドプラン21発表 ・新エンゼルプラン発表		国際高齢者年（International Year of Older Persons）
2000年（平成12年）		・介護保険法施行 ・社会事業法を「社会福祉法」に改正 ・児童虐待防止法施行 ・社会福祉基礎構造改革の実施 ※措置から契約へ、応能負担から応益負担へ 多様なサービス提供者の参入を推進		
2001年（平成13年）	・守る会、国立療養所足利病院の移譲を受け「保健医療・福祉施設あしかがの森」開所 ・守る会、ビデオ「重症児にに！」（応用編）制作	・省庁再編で、内閣府、厚生労働省、文部科学省となる ・ハンセン病補償法施行	・ハンセン病患者隔離政策に違憲判決	・WHO、国際生活機能分類（ICF）を採択 ・同時多発テロ
2002年（平成14年）	・独立行政法人国立病院機構成立 ・守る会、「養護学校通学時の医療的ケアについて」意見書を提出	・身体障害者補助犬法施行 ・「新障害者プラン」策定 ・「少子対策プラスワン」発表		
2003年（平成15年）	・障害児者の地域生活支援のあり方に関する検討会が発足 ・国立美幌療養所、南愛媛病院モデル移譲へ	・「新障害者プラン」施行 ※障害者基本計画及び重点施策5カ年計画 ・障害者支援費制度施行 ※措置制度から契約制度へ、受給費用を市町村が利用者に支給	・少子化社会対策基本法施行 ・医療観察法	

西暦 (年号)	重症児関連	法律・制度など	他の福祉の動向, 団体の動向など	社会・国際情勢
2004年 (平成16年)	・独立行政法人国立病院機構発足 154病院の国立病院機構に移行 ・守る会創立40周年記念大会挙行 天皇, 皇后両陛下のご臨席を賜る	・障害保健福祉施策の改革案 (グランドデザイン) 発表 ・三位一体改革提言 ・障害者基本法一部改正 ※12月3日〜9日までを障害者週間に		
2005年 (平成17年)	・守る会, 都立東部療育センターの運営を開始 ・「在宅における淡の取り扱いに関する淡の取りまとめ」通知	・発達障害者支援法施行 ・個人情報保護法施行 ・介護保険法公布 ・国民学校令公布 ※「特別の学級」を養護学級, 養護学校に改称		
2006年 (平成18年)	・診療報酬改正に関する要望書を日重協等が厚生労働省に提出 ・重症児(者)兄弟姉妹支援事業実施	・障害者自立支援法施行 ・認定こども園設置法公布施行		・障害権利条約国連で採択
2007年 (平成19年)	・重症児施設入所の日常生活費額について国立病院機構, 日重協に要請 ・重症児における家族, 地域支援システム構築に関する調査報告書をまとめる	・文部科学省, 盲, 聾, 養護学校を特別支援学校に一本化に改正	・与党障害者自立支援に関するプロジェクトチームが「障害者自立支援法の抜本的見直し」に関する報告書を発表 ・障害者権利条約に署名	
2008年 (平成20年)	・障害児支援の見直しに関する検討会に守る会・北浦氏が委員に就任	・児童福祉法・障害者自立支援法国会提出も廃案となる		・リーマンショック
2009年 (平成21年)	・「初めて重症児を持つ親へのガイドブック」刊行	・内閣府に,「障害者制度改革推進会議総合福祉部会」 ・ハンセン病問題基本法施行	・入所者の権利を守るためのNPO法人「ゆずり葉の会」発足 ・障害者制度改革推進会議で, 入所施設廃止論の発言がある	・民主党主体の政権が樹立

西暦(年号)	重症児関連	法律・制度など	他の福祉の動向, 団体の動向など	社会・国際情勢
2010年(平成22年)	・「障害者制度改革推進会議総合福祉部会」に北浦氏委員に就任 ・守る会「入所施設廃止論」に12万筆の署名を提出	・NICU退院支援モデル事業実施(東京都) ・日本年金機構発足 ※社会保険庁は廃止 ・子ども手当制度施行 ・改正自立支援法(つなぎ法)成立		
2011年(平成23年)		・障害者基本法一部改正 ・障害者虐待防止法施行 ・「障害者総合福祉法の骨格に関する総合福祉部会の意見報告」提出		・東日本大震災
2012年(平成24年)	・重症児者の地域生活モデル事業を実施 ・障害種別が一元化される。重症児は、年齢によって、児童福祉法と自立支援法となるが、特例により児者一貫の療育体制は維持 ・重症児通園法制化	・社会福祉士及び介護福祉士法の一部改正 ※痰の吸引等を可能に ・改正自立支援法(つなぎ法)施行 ・障害者優先調達推進法施行	・生活保護の不正受給問題が高まる	
2013年(平成25年)	・重症児(者)在宅医療ケア連携体制整備モデル事業実施(東京都)	・障害者総合支援法施行 ・障害者差別解消法成立 ・障害者基本計画策定		
2014年(平成26年)	・守る会創立40周年記念大会挙行 天皇、皇后両陛下のご臨席を賜る	・災害対策基本法一部改正	・日本, 障害者の権利条約を批准・発効	
2015年(平成27年)		・障害通所支援に関するガイドライン ※策定検討委員会がガイドラインまとめる ・障害者基本法見直し ・障害者虐待防止法見直し		

230 重症児(者)の福祉に関連する動向(年表)

【著者略歴】

岡田喜篤（おかだきとく）

　1935年生まれ．社会福祉法人北海道療育園理事長．1959年名古屋大学医学部卒業．1964年名古屋大学大学院医学研究科修了．医学博士．精神科医．1965年名古屋市立大学医学部助手，1972年米国コロラド大学医学部神経学教室，1976年愛知県心身障害者コロニー・こばと学園園長（重症児施設）などを経て，1987年社会福祉法人北翔会札幌あゆみの園園長，1993年国立秩父学園園長，1998年北星学園大学教授，2003年川﨑医療福祉大学学長を歴任．2013年社会福祉法人北海道療育園理事長に就任，現在に至る．日本における障害児医療・福祉のトップランナーとして重症児の医療・福祉・教育・親の会運動など各分野を牽引，多くの研究者，実践者，保護者に影響を与えている．

　著書・論文：「重症心身障害通園マニュアル」（共著，医歯薬出版，2000），「介護職員基礎研修課程テキスト〔1〕」（共著，日本医療企画，2007），「新版　重症心身障害療育マニュアル」（監修・共著，医歯薬出版，2015）など著書多数．

　日本重症心身障害福祉協会理事長，全国重症心身障害児(者)を守る会理事，日本ケアマネジメント学会評議員など多数の公職を歴任．

蒔田明嗣（まきたあきつぐ）

　1961年生まれ．社会福祉法人北海道療育園法人事務局総務部総務課主幹・ろうあ相談員（手話通訳士）．社会学士．旭川福祉専門学校非常勤講師（障害者福祉論）．名寄市立大学短期大学部学外講師（総合演習），旭川市聴覚障害者等協力員（登録手話通訳者）．機関誌「北の療育」など北海道療育園の刊行物の編集を長く担当．2014年「声を出しているのか」で第49回NHK障害福祉賞・優秀賞．2016年日本知的障害者福祉協会発行「Support」のエッセイ「風の通り道」（4月号〜9月号）を担当．著書・論文：「重複障害者に対するコミュニケーション手段としての手話の有用性を探る」（「北海道療育園研究年報」VOL.15，共著，2001），「異文化コミュニケーションから見る手話とろう文化」（道都大学国際福祉研究所「PECHKA」，No.28，2003），「聴覚に障害を持つ人たちに，手話通訳者として関わって」（「旭川精神衛生」No.79，2005）など．

重症心身障害児(者)医療福祉の誕生
―その歴史と論点　　　　　　　　　ISBN 978-4-263-23681-9

2016年 9月25日　第1版第1刷発行
2016年10月25日　第1版第2刷発行

　　　　著　者　岡　田　喜　篤
　　　　　　　　蒔　田　明　嗣
　　　　発行者　大　畑　秀　穂
　　　　発行所　医歯薬出版株式会社
〒113-8612　東京都文京区本駒込1-7-10
　　　TEL.（03）5395－7618（編集）・7610（販売）
　　　FAX.（03）5395－7609（編集）・7611（販売）
　　　　　　　　http://www.ishiyaku.co.jp/
　　　　　　　　郵便振替番号 00190-5-13816

乱丁，落丁の際はお取り替えいたします　　　印刷・永和印刷／製本・愛千製本所
© Ishiyaku Publishers, Inc., 2016. Printed in Japan

本書の複製権・翻訳権・翻案権・上映権・譲渡権・貸与権・公衆送信権(送信可能化権を含む)・口述権は，医歯薬出版(株)が保有します．
本書を無断で複製する行為(コピー，スキャン，デジタルデータ化など)は，「私的使用のための複製」などの著作権法上の限られた例外を除き禁じられています．また私的使用に該当する場合であっても，請負業者等の第三者に依頼し上記の行為を行うことは違法となります．

|JCOPY| ＜（社）出版者著作権管理機構　委託出版物＞
本書をコピーやスキャン等により複製される場合は，そのつど事前に（社）出版者著作権管理機構（電話 03-3513-6969，FAX　03-3513-6979，e-mail：info@jcopy.or.jp）の許諾を得てください．

●重症心身障害児(者)療育に関する標準的・実務的ガイドラインとなる一冊!

新版 重症心身障害療育マニュアル

◆岡田喜篤　監修
◆小西　徹／井合瑞江／石井光子／小沢　浩　編

◆B5判　328頁　定価(本体3,600円+税)

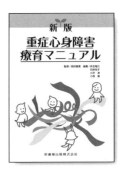

■本書のおもな特徴

- 1998年初版発行以来改訂を重ね，多くの重症心身障害児施設・関係者から信頼をいただいている好評書の改訂新版．
- 重症心身障害児(者)をとりまく医療・福祉の変遷と最新の医学的成果を踏まえ，重症心身障害療児(者)の診療・療育を系統的にまとめた実践マニュアル．
- 重症心身障害児(者)の療育現場で活躍している医師・施設スタッフが長い間蓄積した経験により"生活支援"の立場を強調して解説．

ISBN978-4-263-23596-6

■おもな目次

第1編　基礎編－重症心身障害の基本的理解
　第1章　重症心身障害児(者)の療育と理解
　　重症心身障害児(者)問題の変遷／障害の概念と療育
　第2章　重症心身障害児(者)の実態
　　重症心身障害児(者)の状態像の診断と評価／重症心身障害の発生頻度と発生原因／重症心身障害児(者)の予後とライフサイクル／重症心身障害児施設入所者の実態の変遷

第2編　実践編－重症心身障害児(者)にみられる障害と療育の実際
　第1章　総論
　　健康管理の基本的な考え方／療育としてのリハビリテーション／重症心身障害児の教育／重症心身障害児の発達支援／専門性とチームアプローチの考え方／支える医療としての緩和ケア
　第2章　各論
　　運動・姿勢維持の障害／知的障害／てんかん／呼吸の障害／消化管の障害／摂食嚥下の障害／栄養の障害／歯・口腔の障害／泌尿器科的合併症／感覚入力とその障害／行動障害への配慮・対処／その他の障害
　第3章　日常生活の支援
　　生活環境／生活援助／日中活動

第3編　社会編－生活を豊かにするために
　第1章　在宅の実際
　　NICUの長期入院児の実態／在宅の実態
　第2章　在宅支援
　　在宅支援の歴史的背景／相談支援／短期入所／通所支援／訪問系サービス／ICTを活用した遠隔医療と地域生活支援
　第3章　入所支援
　　重症心身障害児施設の役割としての入所支援／入所の目的／入所手続き／成年後見人
　第4章　教育
　　社会生活を支える教育の現状／教育のさまざまな形
　第5章　家族への支援
　　全国重症心身障害児(者)を守る会／重症心身障害児(者)の親の思い／重症心身障害児(者)の兄弟姉妹の思い

医歯薬出版株式会社　〒113-8612 東京都文京区本駒込1-7-10
TEL.03-5395-7610　FAX.03-5395-7611　http://www.ishiyaku.co.jp/